U0016982

保健叢書㉔

刮痧拔罐健康法

吳長新　著

序

　　「廿一世紀是中國人的世紀，是日本人發揚中華文化的世紀」，在一次國際性的醫學會議上，一位日本學者以玩笑的口吻說，傳統醫學似乎已是一種新的趨勢。

　　上述情況，可與民國68年個人參加韓國漢城「國際針灸學者會議」時，日本團長的豪語「針灸在中國播種，在韓國開花，在日本結果。」（同樣的話語在台灣針灸大會上亦曾發表，新聞也曾刊載。）相互媲美，但同樣地對我中華子孫，並無法激起些許的漣漪。

　　事實上，中國傳統醫學，只有靠中國人，才能真正的發揚光大，因為它是超乎科學與哲學的天人合一學術，非有傳統中華文化的涵養，無法真正了解。

　　而我們現在所面臨的問題是因其太簡易而又無科學的驗證做基礎，以至於連國人都懷疑它的確實功能。究其原因，實是因其太過簡易，在傳承上未有策劃，再受到一些人士為了市場的經濟價值，而將其神化，終至大眾均淪為知其然而不知其所以然。

　　刮痧、拔罐、按摩、氣功……實在太簡單了，誰看了都會做，例如足部按摩，從來不曾研習過中西醫學的外國神父都能把它傳揚，「越痛越好，您的痛苦就是我的快樂」，窮壓猛按，有的人有了改善，有的人卻遭了殃，甚至於身體也受到了傷害，而到醫院開刀治療。至於發自愛心的健康步道，救人的功效尚未明確，竟已危害了許多人的健康生命。

　　高血壓、低血壓、糖尿病、失眠、肝硬化、腎衰竭……不分虛實，不管病因，一樣的「越痛越好」，這時病人只有靠祖上積德了……。運氣好的有了改進，運氣不好就更糟了，但是糟在那裡，誰也不知道，為何有了改進，同樣的也是不知道，如何能夠按部就班地持續加強，更是天方夜譚，所以也就怪不得西醫話病中醫的不科學了。

　　殊不知中國傳統醫學的基礎是《易經》，講求的是最簡易的陰陽平衡，「虛者補之，實者瀉之」；五行生剋，都有一定的脈絡與症狀，隨著各人的體質、病況而做差異的調適，絕非一句「越痛越好」就包含了全部。

　　其他像氣功，不在鍛鍊身體、增進健康上追求，而以自發功來加深神奇鬼怪的靈異超能的玄奇；像刮痧，胡亂刮、全背刮，而不去了解經脈與人體臟腑的關係……。

　　綜上所述，實為現時社會傳統醫學的一般現象，理所當然，民間大部分人士以及一般知識分子，非不

得已，實無法接受傳統醫學、民俗療法，即使接受了，也存著似信非信，似懂非懂的疑惑心態。

　　國父　孫中山先生一再告誡我們要喚起民族意識，恢復民族的自信心，只要我們能踏實地研究了解中醫基礎理論，結合西醫生理解剖的科學基礎，實事求是的去傳承，發揚我中華傳統醫學，我中華文化絕對是世界上最優秀而實用的文化，如此才能達到「廿一世紀是中國人的世紀」，是「真正中國人發揚中華文化的世紀」。

　　《刮痧拔罐健康法》繼《正確的病理按摩》後出版，就是基於以上的想法，希望能在學理的基礎上紮實傳統醫學民俗療法的根基，期收拋磚引玉的效果。感謝《聯合報》的讀者熱烈反應與聯經公司慨允出版暨編輯人員的辛勞。同時要謝謝學員潘美娜、史同勳、姬建國、郭純陽、宋明珠、楊英蘭、李秀娟、張奇鐘、羅美智、吳嘉芳、黃智紹、楊碧玉等的繪圖整理與抄錄。

吳長新81、9、15于
中華民國科學氣功學會

目次

第一章　前言

　　一般人對「刮痧」這個名詞，可說並不陌生，大多知道刮痧是老祖母用牛角做的梳子、銀元或瓷湯匙等做工具，沾著麻油或水做潤滑液，在人體頸項、脊背等部位刮拭，使皮膚表面呈現紅、紫或黑色等充血症狀，而調適病體，治療中暑的一種方法。

　　事實上，刮痧不僅僅是治療中暑的一種傳統民間療法，刮痧乃是屬於「中國傳統康復醫學」中的一種方式，它刮的適應症，範圍非常廣泛，它可以保健與治療人體許許多多的病症，依據古籍所載，足有一百餘種，例如墜腸痧（即現今小腸疝氣）、頭瘋痧（類似偏頭痛）、縮腳癰痧（類似急性闌尾炎）等等痧症。

　　而在治療痧症的方法上，刮痧只是諸多方法中的一種而已。另外尚有抓痧、撮痧、挑痧、扯痧、薰痧、浴痧，以及針灸、拔罐、刺血等方法，都用以治療痧症。

　　依據古醫書所述，痧症是病人整體陰陽失調的病變，必須「雜合以治」，才能徹底地調適病體，治癒疾病，否則僅只是暫時地疏解表象而已。

　　所謂「雜合以治」，即是中國古醫調治疾病所應用的整

體觀念。中國古醫術蓬勃發展的原因，蓋由於確認單科單項的保健療法，對於原因繁雜的疾病，無法克竟全功，唯有結合中國傳統多種療病方法，如針灸、刮痧、拔罐、草藥、推拿等，依據病人病情施治，才能快速而徹底地對病人疾病產生良好的調適與治療。後世醫者，不明究竟，將其強力分割為針灸、刮痧、拔罐、中醫、中藥等，分而習之，分而用之，其醫療效果，當然就打了很大的折扣。

對於痧症之治療方法，其採「雜合以治」的，蓋以刮痧結合拔罐，才能徹底根除疾病，達到痊癒的效果。中醫理論也多所提及，如「瘀塞則通之」、「菀陳者除之」，確切肯定拔罐之功能。而一般使用「刮痧」僅為保健而已，配合拔罐，才可真正達到祛除病邪的目的。

刮痧拔罐健康法其所以形成中國古老的民間療法者，老祖先認為人體與大自然是相類似的，曾說：天地是一個大宇宙，人是一個小宇宙。天與人是相對應的，所以可以把人當做大自然。人的軀體像大地，血管神經，就是農田的水道。當水道瘀塞時，土地就無法灌溉。同樣的，人的血管經絡不通暢，人就生病了。所以朱丹溪曾說：「百病皆起於瘀。」瘀者塞也，塞者不通，不通則病，久則痠、脹、麻、觸，而形成了慢性疾病。

經由刮痧的方式，通暢其血脈，並由拔罐的方法，將其瘀塞，直接拔除，才能徹底而有效地拔除病毒，達到整體的治療與保健的效果，所以有「刮痧治百病，拔罐才徹底」的說法。

刮痧拔罐治療法在中國傳統民間療法中，與其他如針灸、點穴、推拿、按摩等方法相形之下，實可說是最簡易、有實

效的一種方法。這種療法既方便又經濟，實驗證明確實有很好的療效，所以廣為大眾所接受與歡迎。但可惜的是：國人未能有系統地整理與研究改進，這古老且具實效之傳統保健法，因而漸趨沒落，不勝遺憾之至。

筆者自民國60年起，在救國團傳授「易理針灸」，嘗見民間老一輩人士用刮痧法，保健治療中暑或一些疾病，遂進一步向其探究原理，但大多只知其然而不知其所以然。再經仔細觀察，其刮痧的方式及部位，也都人各不同，當然其療效，很難獲得確定了。

綜觀當時民間刮痧的器材：有梳子、瓷碗、銅錢、湯匙……。潤滑液則有水、酒、油、藥洗……。至於刮拭部位則以頸項、肩膀為最多。其次亦有刮全背、額頭、手肘窩、膝膕窩……。刮拭方法有直刮、橫刮、上刮、下刮，也有不按順序上、下、左、右亂刮者。其力量則大多「越痛越好」、「越快出痧越好」，快！重！用力！是當時的一般方式。對於原理則均毫無所悉，甚至有不用器材，僅以大拇指與食指，或食指與中指夾住肌肉，用力拉扯使之出痧的方式。

對此，經多次就教各方，均無確切答案。後查閱古籍，並透過不斷的臨床驗證，終於發現了刮痧拔罐是所有中西醫學裡，針對病灶直接袪除病邪，最具神效的方法。具體地說，它乃是建立在中醫易理的學理基礎上，並結合中國針灸之經絡學與按摩學，以及西方神經科學等，獨成一具有科學化、系統化，屬天人合一的偉大醫療保健學。有此發現，不禁欣喜若狂。

雖然目前拔火罐在技術層面上較為複雜，許多人擔心燙傷病人，斷然放棄拔罐，於是拔罐與刮痧就此分家了。但近

年韓國人發展出抽氣拔罐法，解決了這項困擾。而另一方面刮痧之胡亂刮，失去了方向力道與原則，這是受我國人特有的「傳子不傳女，傳徒留一手」觀念的影響，而使得「刮痧健康法」流傳的零星片斷、五花八門，幾近失傳，殊為可惜。

如果我們能將「刮痧、拔罐」重新整理，印證中西醫學，發展出適合現代人保健與療病的「正確刮痧拔罐健康法」，一則發揚我中華傳統文化，進而造福人類，未嘗不是一個良好契機。

因是之故，民國70年於永和救國團開班，傳授「刮痧拔罐健康法」。民國71年移教於台北縣易經學會，開「易理針灸高級講座」繼續傳授。民國73年，承諸同道與學員的鼓勵，由台北縣易經學會、天一雜誌與永和市公所，假永和國父紀念館合辦「刮痧拔罐健康法」的講演會，並正式公開經本人研究發展的第一代、第二代牛角刮痧板問世。

今年（81年）2月，辱承《聯合報》的邀稿，由筆者口述，經《聯合報》記者涂淑芳小姐整理，刊於「家庭版」的「刮痧養生DIY」一欄，獲致眾多讀者的喜愛，同時承聯經出版公司希望筆者，另就刮痧拔罐之理論與實踐，做有系統闡述之建議，於是撰寫《刮痧拔罐健康法》一書，期能供給一般社會人士一個正確的養生、保健基本觀念與方法，並能提供專業人士一個良好治療參考準則，以期提升刮痧拔罐治療的水準。

敝人才疏學淺，唯對祖先的文化遺產，擁有無盡的喜愛與關注，願罄其所學與實證的心得草成此書。倘能有助於世人之健康增進，並進而發揚我古老文化的內涵，則至感幸甚！

第二章　痧症的起因

痧是一種熱失調，也就是瘀積於體表或經絡內的有毒物質。當人體內的水分不足時，深層高溫無法有效排除，致使人體長期受風、暑、溼、燥、寒、火等六氣所侵襲，於是體熱為之失調，進而產生了痧。

一、痧的定義

痧有廣義與狹義的兩種解釋：

㈠廣義的痧

身體上所有的疾病與不適，皆為痧症。痧為一種瘀結，是機體內在不平衡的狀態，朱丹溪說：「百病皆起於瘀」，瘀者塞也，塞者不通，不通則痛。

人的身體由無數微小細胞組織而成，每一細胞與細胞間均有血管神經、經絡的聯繫，當人體的機能有障礙時，氣、血、風、火、溼、食等即因無法正常運作而凝滯、瘀塞，即為痧症，例如抽油煙機之濾油網與冷氣機之濾風網，用久了即積滿油垢與塵埃，即最恰當的比喻。

由下章痧症的分類所述，古籍記載了一百餘種痧症，其病症，包括了現代一般病症可為證明。（本書採廣義的痧症解釋）

㈡狹義的痧

一般醫者與大眾僅將夏季中暑的暑痧，視為痧症。所以凡是刮痧即謂刮暑痧，認為是專治中暑的傳統保健法。

二、痧症的起因

㈠廣義痧症的起因

廣義痧症的起因，從中醫觀點來看，可分內因和外因兩個方面。內因是機體內虛，正氣不足，引起抵抗力減弱而發病；外因是穢濁、癘氣之邪乘虛侵入機體，使機體氣血阻滯，氣機運動失常而發病。內因是發病的主要原因，在《痧脹玉衡》一書中，有「內虛則易感觸穢濁之氣，即成痧病」的記載。

㈡狹義痧症的起因

古籍中有記載，認為痧症主要是由風、溼、火三氣相搏而成的，天有八風之邪，地有溼熱之氣，人有飢飽勞逸。夏秋之際，風、溼、熱三氣盛，人若勞逸失度，則容易感邪，而患痧症。

第三章　痧症的種類與發痧時機

　　痧症所包括的範圍很廣,現存中醫古籍中有關痧症的記載涉及內、外、婦、兒等各種疾患,共有一百多種。其重要的例如「角弓反張痧」即現代所謂的破傷風,「墜腸痧」即腹股溝斜痧,「倒經痧」即代償性月經,「胎前痧」即指產前胎動不安,「產後痧」指產後發熱,「膨脹痧」擬似腹水,「盤腸痧」即為腸梗阻,「頭瘋痧」即偏頭痛,「縮腳癰痧」就是急性闌尾炎等等,可謂名目繁多,不過歸納起來,不外是以下幾類:

　　1.以患者呼叫聲定名:如喜鵲痧、鵝痧、鴨痧、豬母痧等。

　　2.以病因定名:如寒痧、熱痧、暑痧、風痧等。

　　3.以症狀定名:如青筋痧、落弓痧、鷹爪痧、噤口痧等。

　　4.以症狀部位定名:如盤腸痧、穿膈痧、脘痛痧、縮腳痧、蛔結痧、絞腸痧、墜腸痧等。

　　由以上的記載與臨床實證,我們得知身體上所有的疾病,全部是陰陽、表裡、寒熱、虛實(此為中醫診病八綱,如表3-1)的不平衡所造成。《易經》有謂:「孤陰不生,獨陽不長,陰陽平和,萬物滋生。」(如圖3-1)即此之謂。此與西

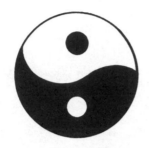

圖3-1　萬物滋生，
　　　　陰陽平和。

表3-1　中醫八綱

易	陰	裡	寒	虛
	陽	表	熱	實

表3-2　臟腑陰陽屬性表

五臟屬陰	肝	心	脾	肺	腎	心包
六腑屬陽	膽	小腸	胃	大腸	膀胱	三焦

方醫學：「維持生理的恆定。」有異曲同工之妙。

　　譬如一般人在一年四季中，不論男女老少，最易罹患的一種毛病「感冒」，即為冷熱失調最簡明的例證。因此，我們知道，萬病皆起於機體（臟腑、氣血等）的不平衡，如何掌握臟腑陰陽，予以調和（如表3-2），即是最簡易而實效的診治原則。

　　基於上述的原理，再由分子結構的理論來看，每一個細胞都有陰陽兩性，當其不平衡時，即會產生瘀結，即所謂之痧。朱丹溪說：「百病皆起於瘀」，氣、血、風、火、淫、

食，經由分子不平衡所造成的瘀結即是痧。

　　而一般的醫者及大眾，多僅將最明顯的冷熱失調，視為痧症，因此才有狹義的痧症，也就是所謂的暑痧了。

　　一般醫者及大眾認為：一年四季都有發生痧症的可能，但以夏秋季節最多見。由於夏秋季節氣候酷熱，人們若長時間在高溫下作業，或在烈日下勞動、奔走，則容易發生中暑，亦即所謂「暑痧」。（我們要了解，事實上，暑痧是痧症中的一種，但痧症並非只是暑痧。）中暑多見於氣血素弱者，因出汗過多，氣機外洩，中氣已虛，又在烈日下行走或劇烈運動，暑熱內侵，以致產生轉筋、抽搐、汗出肢冷、喘促、脈微欲絕等虛脫症狀。

　　國人有謂：「物必先腐，而後蟲生。」機體本身虛弱，抗力不足，再加勞累，復受風、寒、溼等氣的侵襲，就會造成痧症的瘀結而產生疾病。

　　所以廣義的痧症，也就是一般病變，其發痧的時機是不分季節的，凡是身體沒有善加養護，抵抗力弱了，就會產生疾病。

第四章　痧症的主要症狀

痧症的症狀，亦可由廣義、狹義來劃分：

廣義的痧症即慢性痧症，其外在症狀亦是各種病症的主要症狀，可依各種病症之病理因素，刮拭有關經脈、穴道、反射區之反應，而了解其深、淺、新、舊程度。

狹義的痧症，主要症狀則有：

1.脹累感：患者全身有脹累感覺，這種感覺經用手拍擊或揉動後，會感到輕鬆。

2.麻慄感：患者全身有陣發性發麻，同時皮膚有不寒而慄的感覺。這種感覺，一般稱為「阿栗阿麻」。

3.痧筋（青筋）：由於痧毒阻滯氣血，使氣血循環不暢，常引起舌底下、喉結旁、乳部、雙手肘窩、雙足膕窩等處，皮下靜脈瘀血曲張，其中以舌底靜脈瘀血曲張最明顯。

4.嗝灰鹼氣：患者常嗝出像草木灰水般的鹼性氣味，也稱嗝痧氣，這是患者胃酸減少的表徵。

5.舌質灰藍：由於痧毒侵入血液中，造成舌體毛細靜脈瘀血，因此舌質呈現灰藍色。除此之外，痧症患者常伴有厭食、放灰臭屁或大便惡臭、脈象與症狀不相符合等現象。

暑痧急症的主要症狀，古人認為：痧毒沖心則昏迷；沖

臍則氣喘痰壅；入肝則胸脇疼痛不能轉側，甚則吐血；流於大腸則便血；流於小腸則溺血，疼痛劇烈，氣機阻塞，重症患者可導致氣血阻滯（末梢循環遲緩），以致肘部、膕窩靜脈瘀滯，出現所謂「痧筋」——針刺而血不流，欲刮痧而斑不現，此乃痧症危兆，不可忽視。

第五章　刮痧拔罐法操作的依據

　　中國傳統醫學針灸、氣功、推拿、按摩⋯⋯的理論基礎是易理——陰陽五行生剋順逆，而其臨床基礎則是經絡穴道，刮痧拔罐也是如此。

　　人體有五臟六腑，就似台灣有水力、火力、核能等各式發電廠，為其動力之根源，其能量的輸送，在電廠中為電線，在西方醫學稱為血管神經，在中醫則為經絡。

　　在中國傳統醫學裡，人的臟（肝、心、脾、肺、腎、心包）、腑（膽、小腸、胃、大腸、膀胱、三焦）共有12個，臟腑各有其經脈，各司功能，並且左右平衡，在身體的兩側各有一條並有穴道，一如西方醫學中樞神經，順脊椎而下左右各一，異曲同工。

　　十二經脈的五腧穴，為中國傳統醫學的特殊保健治療法，應用於針灸等保健治療，因其「手不過肘、腳不過膝」，避開身體所有主要臟腑器官，僅在手足部位施治，有其安全性，而其义是中醫經絡氣脈之根源點，中醫經絡井穴（脈氣之所發，均在手指與足趾尖），與西醫認為手、足為人體之末梢，刺激末梢神經，有活絡血液循環，促進臟腑功能的作用相同，因此在手足部位十二正經的經絡部位刮痧拔罐，可收同樣良

表5-1　五腧穴表

三焦經（相火）	胃經（戊土）	小腸經（丙火）	膽經（甲木）	膀胱經（壬水）	大腸經（庚金）	陽經 五行屬性	五腧穴名稱	陰經 五行屬性	肝經（乙木）	心經（丁火）	脾經（己土）	肺經（辛金）	腎經（癸水）	心包經（相火）
關衝	厲兌	少澤	足竅陰	至陰	商陽	庚 金	井 所出	乙 木	大敦	少衝	隱白	少商	湧泉	中衝
液門	內庭	前谷	俠谿	足通谷	二間	壬 水	滎 所溜	丁 火	行間	少府	大都	魚際	然谷	勞宮
中渚	陷谷	後谿	足臨泣	束骨	三間	甲 木	俞 所注	己 土	太衝	神門	太白	太淵	太谿	大陵
陽池	衝陽	腕骨	丘墟	京骨	合谷	陽經原附於經 屬火性	原	陰經以俞為原 屬土性	太衝	神門	太白	太淵	太谿	大陵
支溝	解谿	陽谷	陽輔	崑崙	陽谿	丙 火	經 所行	辛 金	中封	靈道	商丘	經渠	復溜	間使
天井	足三里	小海	陽陵泉	委中	曲池	戊 土	合 所入	癸 水	曲泉	少海	陰陵泉	尺澤	陰谷	曲澤

好的治療保健功效。

　　針灸、氣功、推拿、按摩就以此經絡穴道為基準，就其所司，或以針、灸，或以推拿、按摩，加以施治，達到人體保健治療的效果。

　　刮痧基本上以經絡為主，以病情寒、熱、虛、實、陰、

表5-2　俞募絡郄穴表

經名／穴別	手太陰肺經	手陽明大腸經	足陽明胃經	足太陰脾經	手少陰心經	手太陽小腸經	足太陽膀胱經	足少陰腎經	手厥陰心包經	手少陽三焦經	足少陽膽經	足厥陰肝經	督脈	任脈	陰蹻脈	陽蹻脈	陰維脈	陽維脈
俞穴	肺俞	大腸俞	胃俞	脾俞	心俞	小腸俞	膀胱俞	腎俞	厥陰俞	三焦俞	膽俞	肝俞	—	—	—	—	—	—
募穴	中府	天樞	中脘	章門	巨闕	關元	中極	京門	膻中	石門	日月	期門						
絡穴	列缺	偏歷	豐隆	公孫 大包	通里	支正	飛揚	大鍾	內關	外關	光明	蠡溝	長強	鳩尾				
郄穴	孔最	溫溜	梁丘	地機	陰郄	養老	金門	水泉	郄門	會宗	外丘	中都	—	—	交信	跗陽	築賓	陽交

陽、表、裡為依據，而施以刮痧，再依其主司穴位，或刮痧後體表顯示瘀痧情形，施以叩針拔罐，以去其瘀，除其病邪，然後再施以溫灸，順暢其經脈，逐風、寒、溼，並補充正氣之不足。

一、中醫的理論基礎

(一)陰陽本體

《素問・陰陽應象大論》謂：「陰陽者，天地之道也，萬物之綱紀，變化之父母，生殺之本始，神明之府也，治病必求其本。」

㈡五行

五行與臟腑之關係
臟（陰）　腑（陽）
肝——木——膽
心——火——小腸
脾——土——胃
肺——金——大腸
腎——水——膀胱

㈢五行之相生相剋

請參考圖5-1。

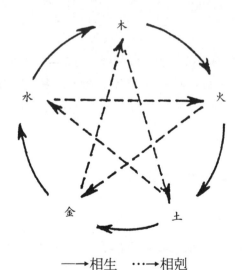

——▶相生　‧‧‧▶相剋

圖5-1　五行之相生相剋

㈣氣血流注

　　時間療法（十二經納地支歌）：肺寅大卯胃辰宮，脾巳心午小未中，申胱酉腎心包戌，亥焦子膽丑肝通。（參考圖5-2）

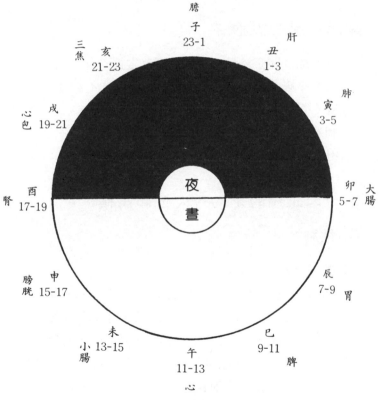

圖5-2　時間療法圖

㈤中醫診斷原理

1.望以目察，聞以耳占，問以言審，切以指參，明斯診道，識病根源，能合色脈，可以萬全。

2.舌赤卷短，心官病常，肺鼻白喘，胸滿喘張，肝目眥青，脾病唇黃，耳黑腎病，深淺分彰。

㈥臟（腑）與五官的關係

1.肝（膽）開竅於目，主筋，顏色當青。

2.心（小腸）開竅於舌，主血，顏色當赤（紅）。

3.脾（胃）開竅於唇，主肌肉，顏色當黃。

4.肺（大腸）開竅於鼻，主皮毛，顏色當白。

5.腎（膀胱）開竅於耳，主骨，顏色當黑。

二、十二正經的走向、穴位和病候

㈠手太陰肺經

1.循行路線（圖5-3）

手太陰肺（臟）的經脈，由胃部（中焦）開始，向下絡於大腸。回過來，沿著胃的上口，向上通過橫膈，入屬於肺臟，以後再從肺臟到喉嚨（氣管）橫向走到腋下，沿著上臂的內側，行於手少陰心經和手厥陰心包經的前面，向下到肘彎中，沿著前臂的內側，到腕後橈骨莖突內側邊，從腕後（寸口）走到大魚際，沿著魚際邊緣，出於大拇指橈側的末端，與手陽明大腸經結合。

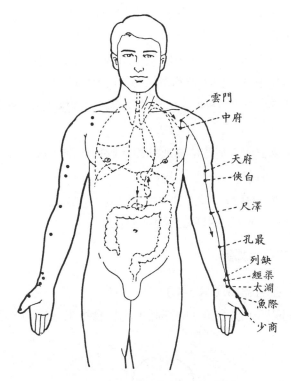

雲門
中府
天府
俠白
尺澤
孔最
列缺
經渠
太淵
魚際
少商

圖5-3　手太陰肺經循行路線

2. 聯繫臟腑

屬肺絡大腸，通過橫膈，並與胃和腎等有聯繫。

3. 所屬穴位

所屬穴位凡11穴，左右共22穴：

中府（肺募）、雲門、天府、俠白、尺澤（合）、孔最（郄）、列缺（絡）、經渠（經）、太淵（輸、原）、魚際（滎）、少商（井）。

4. 病候

(1)是動病：因胸部脹滿而引起喘息、咳嗽，咳引鎖骨窩疼痛，更甚時病人兩臂交叉抱胸，精神委靡。

(2)所生病：咳嗽、氣喘引起口渴、動悸或心胸脹滿、煩悶，引起上肢肺經經絡側痛、掌中發熱等。

(3)氣實症：肩背痛、感受風寒而汗出或無汗、小便頻數、呵欠。

(4)氣虛症：肩背疼痛或寒冷、呼吸困難、尿色異常、唾血、手心發熱。

5.主治病症

喉痛、胸痛、咳嗽、氣喘、咯血等。

㈡手陽明大腸經

1.循行路線（圖5-4）

手陽明大腸（腑）的經脈，起於食指末端橈側，沿著食

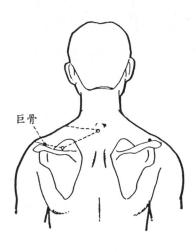

巨骨

指橈側上緣，出於第一、第二掌骨間（合谷），向上進入伸拇長肌腱和伸拇短肌腱（兩筋）的當中，沿著前臂的橈側上緣，進入肘彎的橈側外面，再沿上臂的外側前，走向肩關節的前上方，在肩背部同手太陽經的秉風穴交會後，向上出

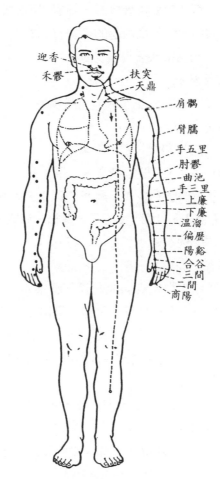

圖5-4　手陽明大腸經循行路線

於第七頸椎棘突下，與督脈的大椎穴（六陽經會聚處）交會，向下進入鎖骨上窩（缺盆），和肺臟聯絡，又通過橫膈，統屬於大腸。

它的支脈，從鎖骨窩向上分開到頸部，通過面頰，進入下牙床中，再回轉來挾著口旁，經過胃經的地倉穴，然後交叉相會於人中穴。這樣左邊的經脈行到右邊，右邊的經脈行到左邊，分別向上挾著鼻孔旁邊。

2. 聯繫臟腑

屬大腸、絡肺，並同胃有直接聯繫。

3. 所屬穴位

所屬穴位凡20穴，左右共40穴：

商陽（井）、二間（滎）、三間（輸）、合谷（原）、陽谿（經）、偏歷（絡）、溫溜（郄）、下廉、上廉、手三里、曲池（合）、肘髎、手五里、臂臑、肩髃、巨骨、天鼎、扶突、禾髎、迎香。

4. 病候

(1)是動病：引起齒痛或頭頸部腫脹。

(2)所生病：引起目黃、口乾、鼻出血、咽喉腫痛，肩臂沿本經循行部位下行至次指疼痛或運動障礙，不能轉動。

(3)氣實症：沿著經脈引起發熱、腫脹、腹痛、便下黃而粘膩、氣急、喘逆。

(4)氣虛症：屢屢出現惡寒現象，寒顫不止、腸鳴、便溏。

5. 主治病症

頭痛、鼻塞、齒痛、喉痛、口眼歪斜、牙關不利、發熱等。

㈢足陽明胃經

1.循行路線（圖5-5）

足陽明胃（腑）的經脈，開始於鼻的兩旁，上行而左右交會於鼻根（頞）部，向旁邊交會足太陽經於睛明穴，向下沿著鼻外方進入齒中，回轉過來挾著口角環繞口唇，向上交會於督脈的人中穴，向下交會於頦唇溝處任脈的承漿穴，再退轉來沿著下頷的後下方，淺出於本經的大迎穴，沿著下頷角前下方的頰車穴向上散佈到耳前，經過耳前顴弓上緣，與足少陽經的客主人（上關）穴交會，沿著鬢髮邊緣，交會足

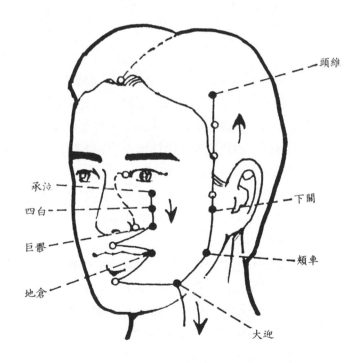

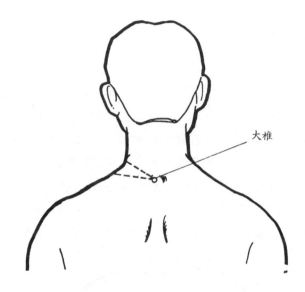

大椎

少陽經於懸釐、頷厭，到前額交會督脈於神庭穴。

　　它的支脈，從大迎穴的前邊向下到頸部結喉旁的人迎穴
（動脈處），沿著喉嚨，進入鎖骨窩中，向後交會督脈於大
椎穴，向下內行，通過橫膈，與任脈交會於上脘、中脘穴的
深部，統屬於胃，並和脾臟相聯繫。

　　它的另一條直行分布的支脈，從鎖骨凹陷處（缺盆）直
下到乳部內側邊緣，再向下挾著肚臍的旁邊，進入到腹股溝
（氣衝）部。

　　另一條支脈，起始於胃下口，沿著腹腔深層，向下到氣
衝部同直行分布的脈相會合，自此向下到大腿上部前面的髀
關節，到達股前隆起的伏兔穴，向下進入膝臏骨中，再向下
沿著脛骨外側，走向腳背，進入足中趾的內側縫。

　　上述的這條支脈，還從膝下3寸的部位分出一條旁支，

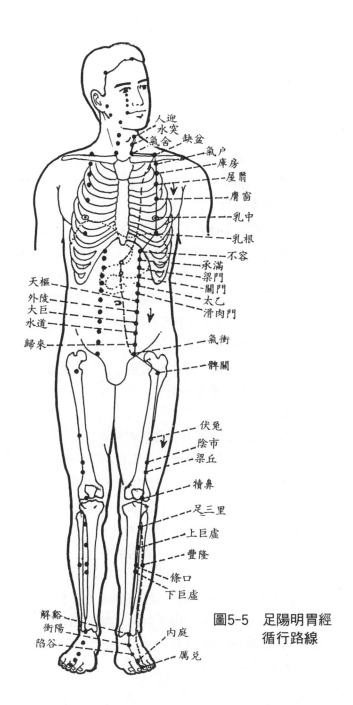

人迎
水突
氣舍　缺盆
氣户
庫房
屋翳
膺窗
乳中
乳根
不容
承滿
梁門
關門
太乙
滑肉門
天樞
外陵
大巨
水道
歸來
氣衝
髀關
伏兔
陰市
梁丘
犢鼻
足三里
上巨虛
豐隆
條口
下巨虛
解谿
衝陽
陷谷
內庭
厲兌

圖5-5　足陽明胃經
　　　　循行路線

向下分布到足中趾的外側趾縫；同時，在足背上再分出一條脈，進入於足大趾的趾縫，並沿著拇趾前側邊緣，出於它的末端。

2.聯繫臟腑

屬胃、絡脾，並與心和大腸、小腸有直接聯繫。

3.所屬穴位

所屬穴位凡45穴，左右共90穴：

承泣、四白、巨髎、地倉、大迎、頰車、下關、頭維、人迎、水突、氣舍、缺盆、氣戶、庫房、屋翳、膺窗、乳中、乳根、不容、承滿、梁門、關門、太乙、滑肉門、天樞、外陵、大巨、水道、歸來、氣衝、髀關、伏兔、陰市、梁丘（郄）、犢鼻、足三里（胃合）、上巨虛（大腸合）、條口、下巨虛（小腸合）、豐隆（絡）、解谿（經）、衝陽（原）、陷谷（輸）、內庭（滎）、厲兌（井）。

4.病候

(1)是動病：分以下三種情況——

寒盛：身體如在冷水中、常打呵欠、呻吟、面色黑黯、腸鳴腹脹、小腿浮腫。若腹部水腫，則喘促、氣短、胸痛。

熱盛：怕見到人和火、聞聲響則驚悸、喜閉門獨居，甚時則登高而歌、衣裸體、精神失常。

發病輕：頭痛、鼻炎、腹部腫脹。

(2)所生病：

因發高熱而精神昏迷、發汗、流鼻血，並引起口角麻痺、口唇出疹、頸或咽喉腫痛，由胸、腹到鼠蹊部、大腿、足背等沿著胃經的通路發生疼痛。

(3)氣實症：

引起胸腹部發熱、食慾亢進、易餓、尿變黃色。

(4)氣虛症：

胸腹部惡寒怕冷、腹脹滿、胃中冷。

5.主治病症

齒痛、暈眩、消化不良、嘔吐、胃痛、腹脹、腹痛、腹瀉、便秘、癲狂等。

㈣足太陰脾經

1.循行路線（圖5-6）

足太陰脾（臟）的經脈，起始於足拇趾內側的末端，沿著大拇趾內側邊緣交界線（赤白肉際），經過第一趾跖關節

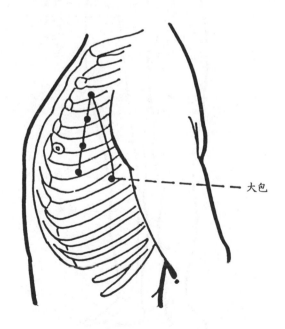

大包

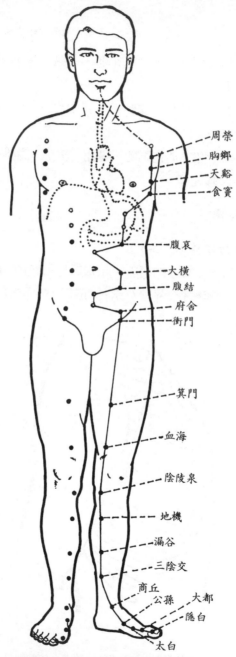

周榮
胸鄉
天谿
食竇

腹哀

大橫
腹結

府舍
衝門

箕門

血海

陰陵泉

地機

漏谷

三陰交

商丘
公孫　大都
　　　隱白

太白

圖5-6　足太陰脾經循行路線

突起（核骨）的後面，向上到內踝前邊，分布到小腿後，沿著脛骨的後緣，交叉淺出於足厥陰肝的前面，走上膝關節的內側到達大腿內側的前面，向上行到腹部深入，交會任脈於中極、關元、下脘等穴，統屬於脾臟，並同胃聯絡，再向上交會足少陽膽經於日月穴，與足厥陰肝經相會於期門穴，通過橫膈，行於食管的旁邊，經過手太陰肺經的中府穴，通連到舌根部，散佈於舌下部位。

它的支脈，從胃部分出，通過橫膈，脈氣輸注於心臟中。

2.聯繫臟腑

屬脾、絡胃，並與心、肺及腸腑有直接聯繫。

3.所屬穴位

所屬穴位凡21穴，左右共42穴：

隱白（井）、大都（滎）、太白（輸、原）、公孫（絡）、商丘（經）、三陰交、漏谷、地機（郄）、陰陵泉（合）、血海、箕門、衝門、府舍、腹結、大橫、腹哀、食竇、天谿、胸鄉、周榮、大包（脾大絡）。

4.病候

(1)是動病：舌強硬、食即嘔吐、胃痛、腹脹、常噯氣，排便或放屁之後腹脹減輕，而身體仍有倦怠感。

(2)所生病：舌根痛、身體活動不便、食不下、心煩、胃急痛、大便溏瀉、尿閉、全身出現黃疸、不能安臥、大腿和膝內側腫痛發涼、足大趾活動障礙。

(3)氣實症：腹脹滿、黃疸、食不下、痞滿、身沉重、面黃、發熱、汗多。

(4)氣虛症：腹滿、便溏、水腫、食不化、肌肉萎縮、足不收、乏力。

5.主治病症

嘔吐、腹脹、胃脘痛、泄瀉、小腹痛、月經不調、崩漏、下血、遺尿、尿閉、水腫、失眠、多夢等。

㈤手少陰心經

1.循行路線（圖5-7）

手少陰心（臟）的經脈，起始於心中，出屬於心臟周圍等組織（心系），向下通過橫膈，與小腸相聯絡。

它的分支，從心系分出，而上行於食道旁邊，聯繫於眼球的周圍組織（目系）。

另一條支脈，從心系直上到肺腑，然後向下斜走出於腋窩下面，沿著上臂內側後邊，行於手太陰肺經和手厥陰心包

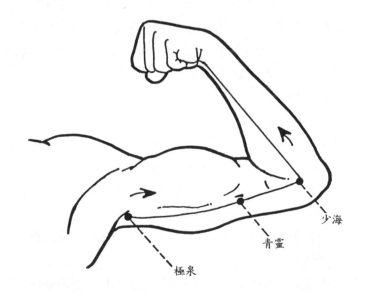

少海

青靈

極泉

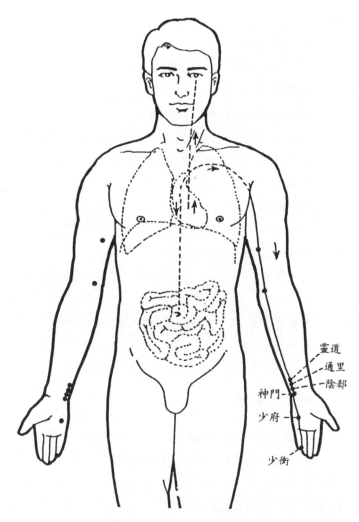

圖5-7 手少陰心經循行路線

（心主）經的後面，下行於肘的內後方，沿著前臂內側後邊，到達腕關節尺側豌豆骨突起處（銳骨之端），進入到手掌靠近小指的一側，沿著小指的內側走到指甲內側末端。

2.聯繫臟腑

屬心、絡小腸。並與肺和腎有直接聯繫。

3.所屬穴位

所屬穴位凡9穴，左右共18穴：

極泉、青靈、少海（合）、靈道（經）、通里（絡）、陰郄（郄）、神門（輸、原）、少府（榮）、少衝（井）。

4.病候

(1)是動病：出現喉乾、口渴欲飲、心區痛、手心熱痛。

(2)所生病：引起眼睛鞏膜變黃、脇痛、肱部及前臂掌面尺側冷痛、手掌疼痛及熱感。

(3)氣實症：卒心痛、煩悶善嘔、頭痛、面赤、無汗、臥不安。

(4)氣虛症：喜悲時眩、精神失常、心煩。

5.主治病症

心悸、怔忡、胸痛、失眠、健忘、癲癇等。

㈥手太陽小腸經

1.循行路線（圖5-8）

手太陽小腸（腑）的經脈，起於手小指外側的末端，沿著手掌背側的交界線上向腕部，淺出於尺骨莖突中間，一直向上沿著尺骨下面邊緣，到肘尖後面尺骨鷹嘴和肱骨內上髁（肘內側兩骨）的中間，向上沿著上臂外側後邊，出於肩關節後面，繞行於肩胛骨的上下窩，在肩上與足太陽膀胱經交

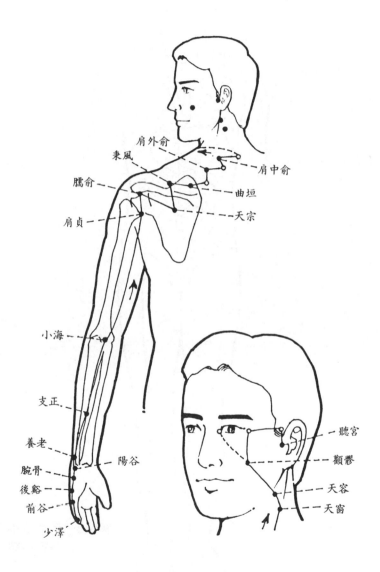

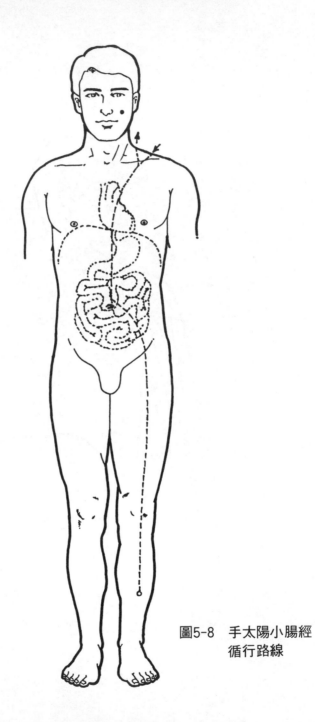

圖5-8　手太陽小腸經
　　　循行路線

會於附分、大杼，並與督脈的大椎穴相交會，再向前進入鎖骨窩中，深入體腔與心臟聯絡，沿著食道，通過橫膈，到達胃部，和任脈交會於上脘、中脘穴的深部，統屬於小腸。

它的分支，從鎖骨窩沿著頸部上向面頰，到目外眥，與足少腸膽經交會於瞳子髎穴，又退回來，經過手少陽三焦經的和髎穴進入耳中。

它的另一條支脈，從面頰部分出，斜向眼眶下緣到達鼻根部的內眥，與足太陽膀胱經交會於睛明穴，同時橫斜分布於顴部。

2.聯繫臟腑

屬小腸、絡心，並與胃有直接聯繫。

3.所屬穴位

所屬穴位凡19穴，左右共38穴：

少澤（井）、前谷（滎）、後谿（輸）、腕骨（原）、陽谷（經）、養老（郄）、支正（絡）、小海（合）、肩貞、臑俞、天宗、秉風、曲垣、肩外俞、肩中俞、天窗、天容、顴髎、聽宮。

4.病候

(1)是動病：咽痛、下顎腫使頭頸不能轉動，肩部疼痛而肱部如折斷般劇痛。

(2)所生病：耳聾、鞏膜黃染、面頰腫、頜、頸、肩、肱部及前臂背面尺側疼痛。

(3)氣實症：腹痛、腸中熱、口乾、尿閉、尿痛、痛連睪丸、口糜爛。

(4)氣虛症：小腹脹、連腰痛、泄後腹痛。

5.主治病症

咽痛、項強、肩背痛、乳疾、耳鳴等。

化足太陽膀胱經

1.循行路線（圖5-9）

足太陽膀胱（腑）的經脈，起於眼睛內眼角，向上分布到額部同督脈交會在神庭穴，並與足少陽膽經交會於頭臨泣穴，上至頭頂部再和督脈交會於百會穴。

它的分支，從頭頂向裡通入於腦，與督脈會在腦戶穴，回出來向下到項部，沿著肩胛肌肉的內側，再交督脈於大椎、陶道穴，挾著脊柱的兩側，直下抵達腰部，脈氣向裡深入沿著脊旁肌肉同腎臟聯絡，直屬於膀胱。

它有一分支，從腰部向下行，沿脊椎旁經過臀部，再進入到膝膕窩中。

它另一條支脈，從肩胛內緣一直到肩胛下面，挾著脊柱

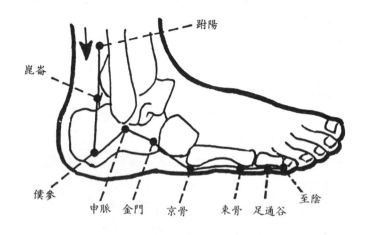

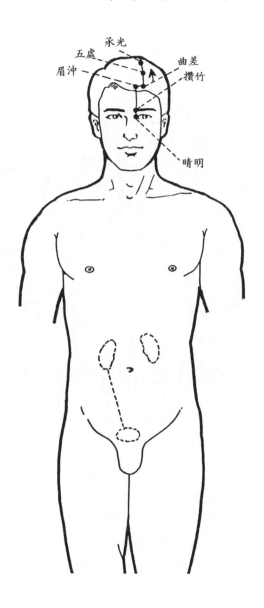

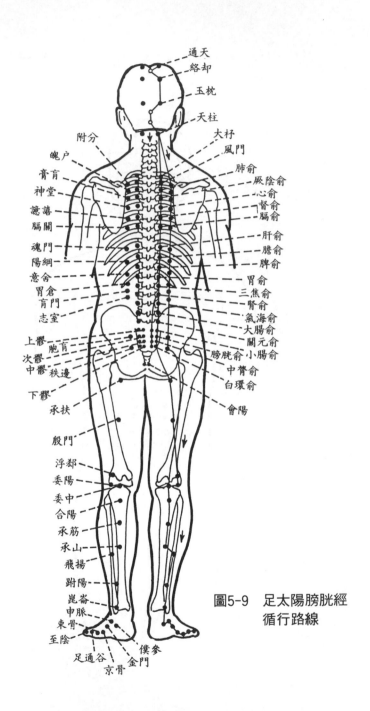

通天
絡却
玉枕
天柱
附分
大杼
魄戸
風門
膏肓
肺俞
神堂
厥陰俞
譩譆
心俞
膈關
督俞
魂門
膈俞
陽綱
肝俞
意舍
膽俞
胃倉
脾俞
肓門
胃俞
志室
三焦俞
上髎
腎俞
次髎
氣海俞
中髎
大腸俞
下髎
胞肓
關元俞
秩邊
小腸俞
膀胱俞
承扶
中膂俞
殷門
白環俞
浮郄
會陽
委陽
委中
合陽
承筋
承山
飛揚
跗陽
崑崙
申脈
束骨
至陰
僕參
足通谷
金門
京骨

圖5-9 足太陽膀胱經
循行路線

經過股骨大轉子（髀樞）部，交會足少陽膽經於環跳穴，沿著大腿外側的後面，直向下行同上一條到膕窩的脈會合，從此再向下分布，通過腓腸肌（腨）內，淺出於外踝後面，沿著第五跖骨粗隆（京骨）到足小趾外側末端。

2.聯繫臟腑

屬膀胱、絡腎，並與腦和心直接聯繫。

3.所屬穴位

所屬穴位凡67穴，左右共134穴：

睛明、攢竹、眉沖、曲差、五處、承光、通天、絡卻、玉枕、天柱、大杼、風門、肺俞、厥陰俞、心俞、督俞、膈俞、肝俞、膽俞、脾俞、胃俞、三焦俞、腎俞、氣海俞、大腸俞、關元俞、小腸俞、膀胱俞、中膂俞、白環俞、上髎、次髎、中髎、下髎、會陽、附分、魄戶、膏肓、神堂、譩譆、膈關、魂門、陽綱、意舍、胃倉、肓門、志室、胞肓、秩邊、承扶、殷門、浮郄、委陽（三焦合）、委中（膀胱合）、合陽、承筋、承山、飛揚（絡）、跗陽、崑崙（經）、僕參、申脈、金門、京骨（原）、束骨（輸）、通谷（滎）、至陰（井）。

4.病候

(1)是動病：分以下三種情況——

實症：氣逆上則頭項強痛，並引起目刺痛、脊背痛、腰痛像折斷劇烈，不敢屈腿、膕窩發緊，小腿肚痛如撕裂狀。

虛症：腰痛、跛足、耳鳴。

上實下虛症：精神錯亂、卒然昏倒、耳聾、失語、中風、半身不遂。

(2)所生病：癲癇、精神分裂症、痔、瘧疾、目變黃、鼻血、沿背部本經循行路線痛，足小趾運動障礙。

5.主治病症

頭痛、項強、腰背痛、髀樞痛、痔疾、脫肛等。

(八)足少陰腎經

1.循行路線（圖5-10）

足少陰腎（臟）的經脈，起於小腳趾的下面，斜向足底心，出於足舟骨粗隆（然骨）的下面（然谷穴），沿著內踝的後面，分支進入腳跟中，從此向上，與足太陰脾經交會於三陰交穴，到腓腸肌（腹）內，向上進入膕窩內側，再上達大腿內側的後方，至尾骨端的長強穴和督脈相交，穿過脊柱裡面，統屬於腎，聯絡膀胱，並與任脈交會在關元、中極穴。

它的分支，一支從腎向上通過肝臟和橫膈，進入肺部，沿著喉嚨，分布於舌部。

它的另一分支，從肺臟分出來，同心臟相聯繫，並分布於胸部。

2.聯繫臟腑

屬腎、絡膀胱，並與肝、肺、心等直接聯繫。

3.所屬穴位

所屬穴位凡27穴，左右共54穴：

湧泉（井）、然谷（榮）、太谿（輸、原）、大鍾（絡）、水泉（郄）、照海、復溜（經）、交信、築賓、陰谷（合）、橫骨、大赫、氣穴、四滿、中注、肓俞、商曲、石關、陰都、腹通谷、幽門、步廊、神封、靈墟、神藏、或中、俞府。

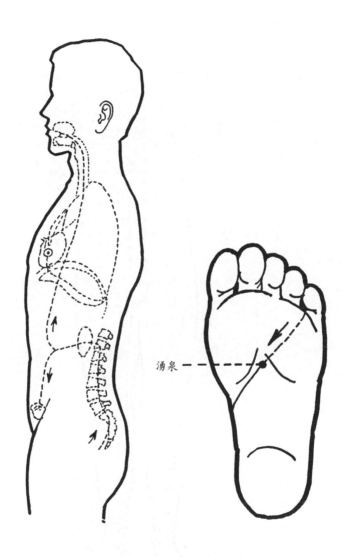

湧泉

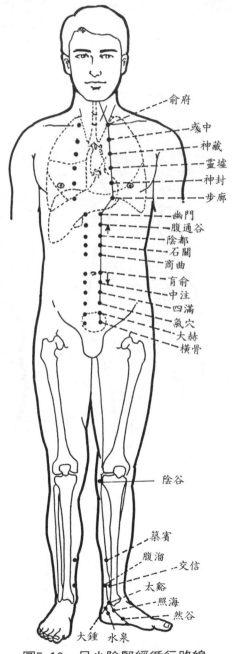

俞府
彧中
神藏
靈墟
神封
步廊
幽門
腹通谷
陰都
石關
商曲
肓俞
中注
四滿
氣穴
大赫
橫骨

陰谷

築賓
腹溜
交信
太谿
照海
然谷

大鍾　水泉

圖5-10　足少陰腎經循行路線

4. 病候

(1)是動病：善飢但不欲食、面色變黑、咯出血痰、激劇氣喘、視力障礙。

(2)所生病：口熱舌乾、咽腫痛、心煩、胸痛、黃疸、腹瀉、腰脊及大腿內側痛、下肢無力、嗜臥、足掌熱。

(3)氣虛症：眩暈、嘔吐、久瀉或大便艱澀、陽萎、厥逆、浮腫、腰痛。

5. 主治病症

口熱、喉痛、舌乾、小便不利、虛弱、驚悸等。

㈨手厥陰心包經

1. 循行路線（圖5-11）

手厥陰心包（臟，亦稱心主）的經脈，起始於胸中，出來統屬於心包絡，向下通過橫膈，經歷上、中、下部同三焦聯絡。

它的分支，沿著胸部而淺出分布於脇肋，到腋下3寸的部位，又向上抵腋窩下方，沿著上臂內側，行經手太陰肺經和手少陰心經的中間，進入肘彎中央，向下到前臂，走在兩根肌腱（兩筋，即掌長肌腱和橈側屈腕肌腱）當中，進入手掌中，沿著中指內側延伸到中指末端。

它的另一分支，從掌中分出，沿著無名指靠小指的一側延伸到手指末端。

2. 聯繫臟腑

屬心包、絡三焦。

3. 所屬穴位

所屬穴位凡9穴，左右共18穴：

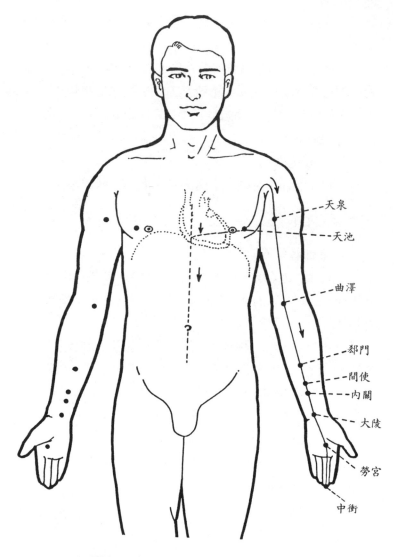

天泉

天池

曲澤

郄門

間使

內關

大陵

勞宮

中衝

圖5-11　手厥陰心包經循行路線

天池、天泉、曲澤（合）、郄門（郄）、間使（經）、內關（絡）、大陵（輸、原）、勞宮（榮）、中衝（井）。

4.病候

⑴是動病：心區痛、身發熱、臂肘攣急、腋腫、胸脇脹滿、心悸、面赤、目黃、喜笑不止。

⑵所生病：心煩、心區痛、手掌發熱。

⑶氣實症：譫語、昏厥、舌不能言、身熱。

5.主治病症

心痛、心悸、胸脇痛、胃痛、癲狂等。

㈩手少陽三焦經（圖5-12）

1.循行路線

手少陽三焦（腑）的經脈，起始於無名指靠小指的末端，向上走出第四和第五掌骨的中間，沿著手背到腕關節外側，

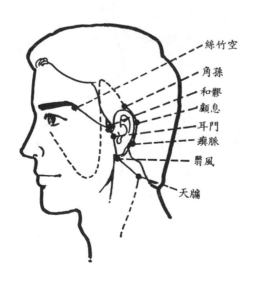

絲竹空
角孫
和髎
顱息
耳門
瘈脈
翳風
天牖

走過前臂橈骨和尺骨（兩骨）之間，向上通過肘尖部，沿著
上臂外側走到肩部，交手少陽小腸經於秉風穴，與督脈會於
大椎穴，從足少陽膽經的後面，交會於肩井穴，再進入鎖骨
窩，分布兩乳當中（膻中），脈氣分散同心包相聯絡，向下
通過橫膈，統屬於上、中、下三焦。

　　它的分支，從膻中部位分出，向上淺出於鎖窩中，再上
達項部，並分布到耳後，一直向上走出於耳上角，與足少陽
膽經交會於懸釐、頷厭，再彎曲下行走向面頰，一直到眼睛
下面，和手少陽小腸經交會於顴髎穴。

　　它的另一分支，從耳朵後進入耳中，再走出來行於耳朵
前面，交會手少陽小腸經於聽宮穴，經過足少陽膽經的上關

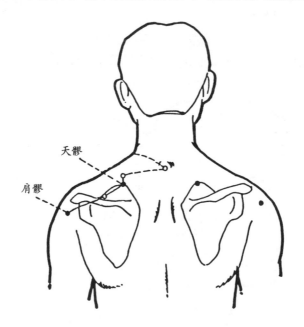

天髎

肩髎

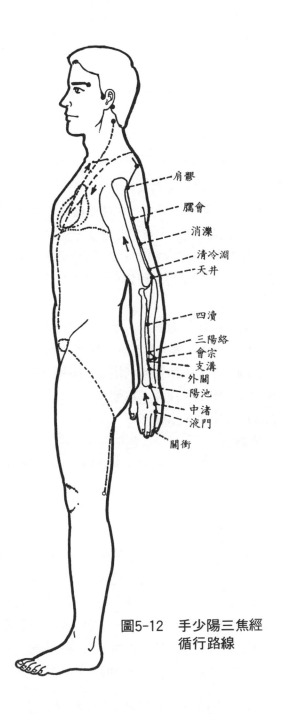

肩髎
臑會
消濼
清冷淵
天井

四瀆
三陽絡
會宗
支溝
外關
陽池
中渚
液門

關衝

圖5-12　手少陽三焦經
　　　　循行路線

穴的前面，交接於面頰部抵達眼睛外眼角部位。

2.聯繫臟腑

屬三焦、絡心包。

3.所屬穴位

所屬穴位凡23穴，左右共46穴：

關衝（井）、液門（滎）、中渚（輸）、陽池（原）、外關（絡）、支溝（經）、會宗（郄）、三陽絡、四瀆、天井（合）、清冷淵、消濼、臑會、肩髎、天髎、天牖、翳風、瘈脈、顱息、角孫、耳門、和髎、絲竹空。

4.病候

(1)是動病：引起聽力減退、咽腫、喉痛。

(2)所生病：汗多、目外眥痛、頰腫，耳前及肩、肱部、肘及前臂背側皆痛，小指及無名指運動障礙。

(3)氣實症：尿閉、腹滿、水腫。

(4)氣虛症：遺尿、水腫。

5.主治病症

耳鳴、耳聾、偏頭痛、喉痛、脇痛、瘧疾、便秘等。

㈢足少陽膽經

1.循行路線（圖5-13）

足少陽膽（腑）的經脈，起於外眼角，向上經過手少陽三焦經的和髎穴，到頭角部位與足陽明胃經交會於頭維穴，再向下到耳朵後，與手少陽膽經交會於角孫穴，沿著頭頸走到手少陽三焦經的前面，與手太陽小腸經交會在天容穴，到達肩上後又退回來，交出於手少陽三焦經的後面，向後和督脈交會於大椎穴，經過手少陽小腸經的秉風穴，進入鎖骨窩中。

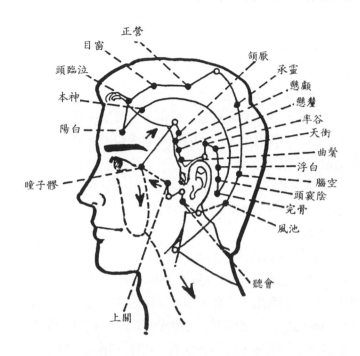

　　它的分支，從耳後經過手少陽三焦經的翳風穴進入耳中，又淺出行於耳前，經手少陽小腸經的聽宮穴，足陽明胃經的下關穴，到外眼角的後面。

　　它的另一分支，從外眼角分開，向下到大迎穴，與手少陽三焦經會合後到達眼睛下面，向下經過頰車穴到達頸部，同上一條脈在鎖骨窩會合。由此下向胸中，在深部經過手厥陰心包經的天池穴，通過橫膈，同肝臟聯絡，統屬於膽，沿著脅肋裡邊，走出於腹股溝（氣衝）的部位，環繞陰毛周圍，橫向進入股骨大轉子部（髀厭）中。

　　它的另一條直行的分支，從鎖骨窩向下到腋部，沿著胸側，經過季脅，交會足厥陰肝經於章門穴，又與足太陽膀胱

經的上髎，下髎穴相交向下會合於股關節部位，從此向下，沿著大腿外側，走出於膝關節的外側，向下分布於腓骨（外輔）的前面，一直向下到達腓骨下端（絕骨），走向外踝的前面，沿著腳背上面，進入於第四和第五跖骨的趾縫間。

它又一條分支，是從腳背上分出，沿著第一和第二跖骨之間，走出於腳拇趾的末端，回過來通過趾甲，分布於腳大趾背上叢毛（三毛）部。

2.聯繫臟腑

屬膽、絡肝，並與心有直接聯繫。

3.所屬穴位

所屬穴位凡**44**穴，左右共**88**穴：

瞳子髎、聽會、上關、頷厭、懸顱、懸釐、曲鬢、率谷、天衝、浮白、頭竅陰、完骨、本神、陽白、頭臨泣、目窗、正營、承靈、腦空、風池、肩井、淵液、輒筋、日月（膽募）、京門（腎募）、帶脈、五樞、維道、居髎、環跳、風市、中瀆、陽關、陽陵泉（膽合）、陽交、外丘、光明（絡）、陽輔（經）、懸鍾、丘墟（原）、足臨泣（輸）、地五會、俠谿（榮）、足竅陰（井）。

4.病候

(1)是動病：口苦、常喘息、脇部疼痛不能轉身、臉部如蒙著灰塵般、身表無光澤、足外側有熱感。

(2)所生病：偏頭痛、下頷痛、外眼角痛、鎖骨上窩腫痛、脇痛、腋下淋巴結腫大、汗出而時寒時熱，胸、脇、股、膝、小腿外側及外踝關節疼痛，足小趾及第四趾運動障礙。

(3)氣實症：脇肋疼痛、口苦、嘔吐、黃疸。

(4)氣虛症：怯弱。

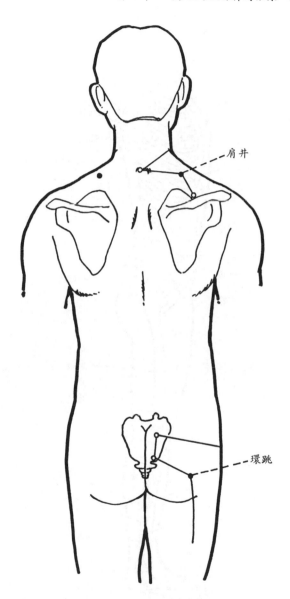

肩井

環跳

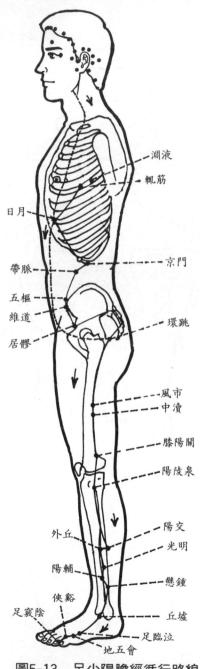

淵液
輒筋
日月
帶脈
五樞
維道
居髎
京門
環跳
風市
中瀆
膝陽關
陽陵泉
陽交
光明
外丘
陽輔
懸鍾
俠谿
丘墟
足竅陰
足臨泣
地五會

圖5-13　足少陽膽經循行路線

5. 主治病症

頭痛、眩暈、項強、脇肋脹痛、膽痛、髀樞痛等。

㈩足厥陰肝經

1. 循行路線（圖5-14）

足厥陰肝（臟）的經脈，起始於足大拇指上叢毛處（三毛），向上沿著腳背到達內踝前一寸許部位，向上與足少陰脾經交會於三陰交穴，再由內踝上8寸部位同足少陰脾經交叉而走向脾經的後面，到達膝內緣，沿著大腿內側，折回交足少陰脾經於衝門、府舍穴，入陰毛部位，繞過生殖器（陰器），到達小腹，和任脈交會在曲骨、中極、關元等穴，走向胃旁，統屬於肝臟，並與膽相聯絡，再向上通過橫膈，脈氣分布於脇肋部位，沿著氣管、喉嚨的後面，向上進入咽喉部，連接眼睛的周圍組織（目系），再向上分布於前額部，並與督脈會合於頭頂處。

它的分支，從目系下向面頰裡，環繞嘴唇內。

它的另一條分支，從肝臟分出，通過橫膈，分布到肺臟。

2. 聯繫臟腑

屬肝、絡膽，並與肺、胃、腎及腦等直接聯繫。

3. 所屬穴位

所屬穴位凡14穴，左右共28穴：

大敦（井）、行間（榮）、太衝（輸、原）、中封（經）、蠡溝（絡）、中都（郄）、膝關、曲泉（合）、陰包、五里、陰廉、急脈、章門（脾募）、期門（肝募）。

4. 病候

⑴是動病：腰痛俯仰不能、男子疝氣痛（陰囊腫、下腹

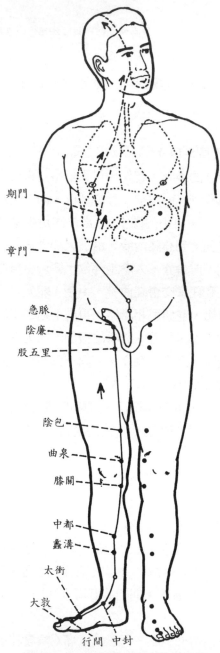

期門

章門

急脈
陰廉
股五里

陰包

曲泉

膝關

中都
蠡溝

太衝

大敦

行間　中封

圖5-14　足厥陰肝經循行路線

痛）、女子小腹及性器脹痛、重則喉乾、面色如有灰塵而無光澤。

(2)所生病：胸脇脹滿、嘔吐、消化不良性泄瀉、疝氣、脫腸、遺尿、尿閉、遺精。

(3)氣實症：胸脇滿痛、善怒、身熱、狂、驚悸、煩躁、失眠、尿黃、轉筋。

(4)氣虛症：善臥、脇肋脹滿而痛、或有痞。

5. 主治病症

頭頂痛、脇肋脹痛、小腹痛、疝氣、小便不利等。

三、奇經八脈的走向、穴位和病候

別於十二正經者為奇經，督脈、任脈、沖脈、帶脈、陰維脈、陽維脈、陰蹻脈、陽蹻脈，共有八條，故稱「奇經八脈」。

這八條經脈不與臟腑直接相通，不受十二經脈循行次序的制約，不一定是左右對稱的，而是別道奇行的。

奇經八脈大都是從十二正經中分支出來的，並參與調整人體的經脈循行。它一方面補充十二經脈循行流通的不足，維持十二經脈的相互關係，又有調節十二經脈氣血盈虛的作用，因此它有溫養臟腑、濡潤肌肉組織的功能。

因為它在體表不是都有穴道，所以在基礎刮痧與拔罐的臨床應用上，都以任、督兩脈為主。

任脈為陰脈之海，為陰脈之都綱，統率五臟（肝、心、脾、肺、腎、心包諸經絡）。

督脈為陽脈之海，為陽脈之都綱，統率六腑（膽、小腸、

胃、大腸、膀胱、三焦諸經絡）。

有關奇經八脈的走向、穴位和病候分別敘述如左：

㈠督脈

1.循行路線（圖5-15）

由會陰部長強穴起，沿著脊柱到後頭部的風府，入頭內，屬腦，行於表面，回到後頭再上至頭頂部，然後下行，由前額通過鼻柱，入上口唇中，且其支脈與腎相連絡。

2.所屬穴位

所屬穴位凡二十七穴：

長強、腰俞、陽關、命門、懸樞、脊中、中樞、筋縮、至陽、靈台、神道、身柱、陶道、大椎、啞門、風府、腦戶、強間、後頂、百會、前頂、顖會、上星、神庭、素髎、人中、兌端、齦交。

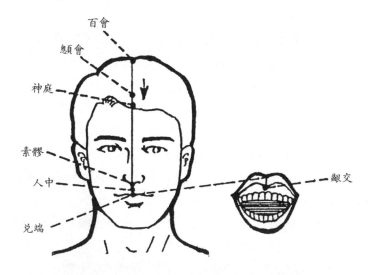

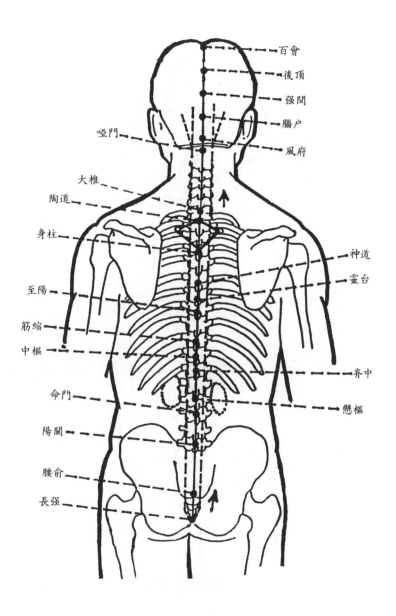

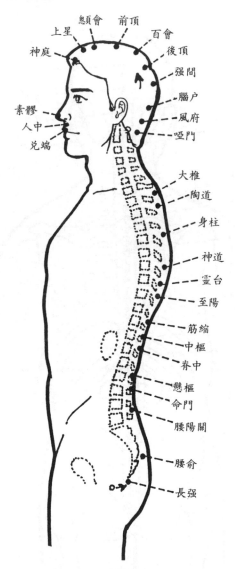

圖5-15　督脈循行路線

3.病候

督脈發病，引起脊柱強直、角弓反張（頭、項、背彎曲，有如拉弓般的狀態）等現象。從下腹部開始，有如折起般的疼痛，並出現尿閉、便秘、痔疾、遺尿、喉乾等症狀。

4.功能和病症

督脈為「陽脈之海」，主治腰脊、頭腦病症，如脊強、反折（角弓反張）、頭痛、項強、癲狂、驚癇、眩暈、腰脊痛等症。

㈡任脈

1.循行路線（圖5-16）

從胞中（內生殖器）起，下至會陰部，再上到陰毛部，繞腹內，過關元，上行腹部，胸部的正中線至咽喉頭，經下顎中央，繞行下口唇部正中在此分為左、右二支，經顏面入眼內。

2.所屬穴位

所屬穴位凡24穴：

會陰、曲骨、中極、關元、石門、氣海、陰交、神闕、水分、下脘、建里、中脘、上脘、巨闕、鳩尾、中庭、膻中、玉堂、紫宮、華蓋、璇璣、天突、廉泉、承漿。

3.病候

任脈發病，在男性容易患各種疝症，其主要症狀是在下腹部有塊痛，此外，心部到精巢處疼痛，引起陰囊腫大，腰痛等。女性則出現月經不順、無月經、帶下、性器腫瘍、下腹膨滿、流產、不孕、腰部極度冷感等症狀。

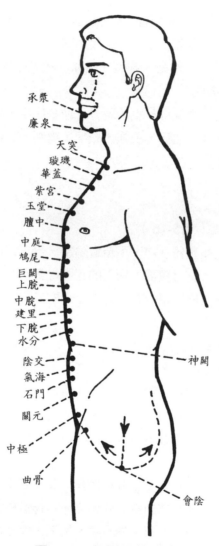

承漿
廉泉
天突
璇璣
華蓋
紫宮
玉堂
膻中
中庭
鳩尾
巨闕
上脘
中脘
建里
下脘
水分
陰交
氣海
石門
關元
中極
曲骨

神闕

會陰

圖5-16　任脈循行路線

4.功能和病症

任脈為「陰脈之海」主治小腹部男女生殖器官病症。《素問・骨空論》：「任脈為病，男子內結七疝，女子帶下瘕聚。」

㈢沖脈

1.循行路線（圖5-17）

由胞中起，上行繞脊柱，成經絡之海，行於淺表面，走鼠蹊部和足少陰腎經同夾臍而上行，散佈於胸中，再上行至咽喉，繞口唇。在下腹部有一分支，上行於脊柱內。

2.所屬穴位

所屬穴位凡12穴：

氣衝、橫骨、大赫、氣穴、四滿、中注、肓俞、商曲、石關、陰都、腹通谷、幽門。

3.病候

沖脈發病，則引起不正常出血、流產、無月經、月經不順、乳汁分泌減少、下腹部痛等的女性生殖系統的疾病，或下腹部腫痛、下痢等症狀。

4.功能和病症

《靈樞》稱沖脈為「血海」、「十二經之海」、「五臟六腑之海」、「經絡之海」，其作用則與生殖和內分泌方面最密切。如《素問》說：「任脈通、太衝脈盛，月事以時下，故有子。」「沖脈所主病症則有月經不調、逆氣、里（胸腹）急」；《靈樞》說：「滲諸絡而溫肌肉」、「血氣盛則充膚熱肉，血獨盛則澹滲皮膚、生毫毛。」等。

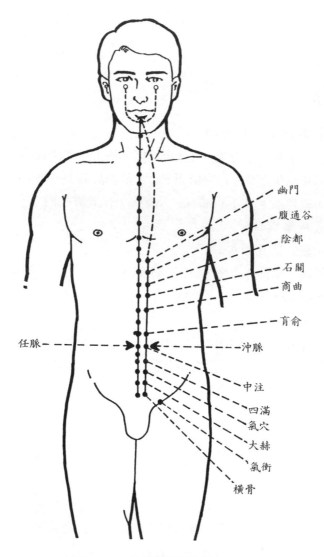

幽門

腹通谷

陰都

石關

商曲

肓俞

沖脈

中注

四滿

氣穴

大赫

氣衝

橫骨

任脈

圖5-17　沖脈循行路線

㈣帶脈

1.循行路線（圖5-18）

帶脈起於季脇部，循環腰、腹部一周。（帶脈、五樞、維道——足少陽膽經穴道）。

2.所屬穴位

所屬穴位凡3穴：

帶脈、五樞、維道。

3.病候

如帶脈發病，則腹部膨滿，腰部出現異常冷感等症狀。

4.功能和病症

《素問・痿論》說：「陽明、沖脈皆屬於帶脈，而絡於督脈。」；《靈樞・經別》篇說：「足少陰之正，至膕中別走太陽而合，上至腎，當十四椎出屬帶脈。」說明帶脈的作用是約束諸經脈。其病「帶脈不引，故足痿不用」，「腹滿、腰溶溶若坐水中。」是指腰以下的病症與帶脈有關。

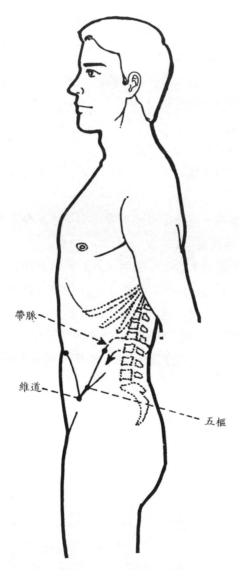

帶脈

維道

五樞

圖5-18　帶脈循行路線

㈤陽蹻脈、陰蹻脈

1.循行路線（圖5-19）

⑴陽蹻脈——是足太陽膀胱經脈的分支，起於後腳跟中，經外踝（申脈）上行（僕參、跗陽）下肢外側，經髖部（居髎——足少陽）、肩部（臑俞——手太陽；巨骨、肩髃——手陽明）、面部（地倉、巨髎、承泣——足陽明），到內眼角（睛明——足太陽）與陰蹻脈相合，再上行入風池（足少陽），在後頭部兩筋間（風府）入胸。

⑵陰蹻脈——是足少陰腎經的分支，起於然谷之後（照海），上內踝之上（交信），直上沿大腿內側進入陰部，上循胸里入缺盆，上出人迎之前，入鼻部，屬目內眥——合於太陽陽蹻而上行。

2.所屬穴位

陽蹻脈所屬穴位凡13穴：

申脈、僕參、跗陽、居髎、臑俞、巨骨、肩髃、地倉、巨髎、承泣、睛明、風池、風府。

陰蹻脈所屬穴位凡3穴：

照海、交信、睛明。

3.病候

陽蹻脈發病，造成陽氣盛，陰氣不足，則下肢內側弛緩，外側呈緊張狀態。若陰蹻脈發病，則陰氣盛，陽氣不足，下肢內側緊張，外側弛緩。

4.功能和病症

蹻脈的功能關係到睡眠和運動。《靈樞》說：「陽氣盛則瞋目（張眼，醒，興奮）；陰氣盛則瞑目（閉眼，睡，抑

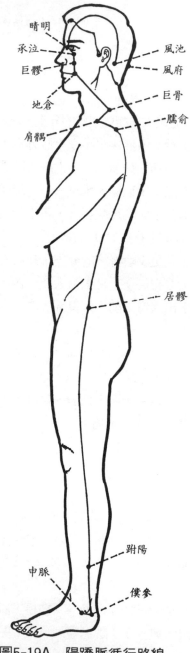

睛明

承泣　　　　　　　　　　風池

巨髎　　　　　　　　　　風府

地倉　　　　　　　　　巨骨

　　　　　　　　　　　臑俞

肩髃

　　　　　　　　　　　居髎

　　　　　　　　　　　跗陽

申脈

　　　　　　　　　僕參

圖5-19A　陽蹻脈循行路線

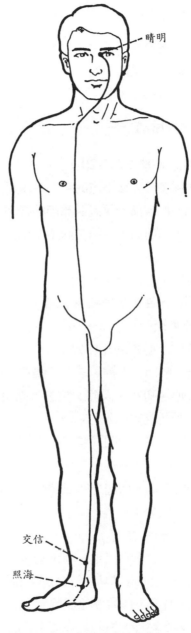

睛明

交信

照海

圖5-19B　陰蹻脈循行路線

制 ）」、「陰蹻為病，陽緩而陰急（下肢伸肌弛緩、屈肌緊張，足內翻）；陽蹻為病，陰緩而陽急（下肢屈肌弛緩、伸肌緊張，足外翻）。」

㈥陽維脈與陰維脈

1.循行路線（圖5-20）

陽維脈發於外踝下方的金門，上至小腿、大腿的外側，經側腹部、側胸部，通過肩關節的後面，到肩上部的肩井，再由頸部上到前額，沿膽經脈下至風池，在後頭部的風府、啞門相會。

陰維脈，上行小腿、大腿的內側，沿著腹部外側脾經脈到達前頸部，在廉泉與任脈相會。

2.所屬穴位

陽維脈所屬穴位凡15穴：

風府、啞門、本神、陽白、臨泣、目窗、正營、承靈、腦空、風池、肩井、天髎、臑俞、陽交、金門。

陰維脈所屬穴位凡8穴：

廉泉、天突、期門、腹哀、大橫、府舍、衝門、築賓。

3.病候

陽維脈發病，引起惡寒或發熱。如在陰維脈，則出現心痛或腰痛等現象。

4.功能和病症

《難經》說：「陽維、陰維者，維絡於身，溢蓄不能環流灌溉諸經者也。」其功能特點是聯絡陰陽經脈，起調節（溢蓄）氣血的作用。陽維聯絡諸陽經，陰維聯絡諸陰經。「陽維為病，苦寒熱」，指的是表症；「陰維為病，苦心痛」，指的是裡症。

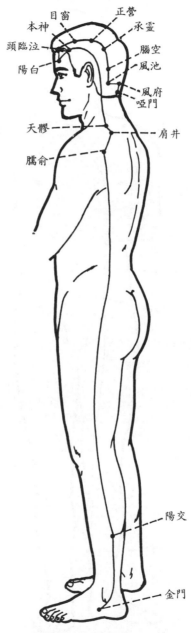

目窗　正營
本神　承靈
頭臨泣　腦空
陽白　風池
風府
啞門
天髎　肩井
臑俞

陽交

金門

圖5-20A　陽維脈循行路線

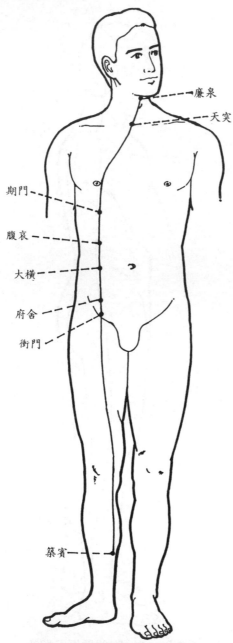

廉泉

天突

期門

腹哀

大橫

府舍

衝門

築賓

圖5-20B 陰維脈循行路線

四、十二經脈的五腧穴位置圖

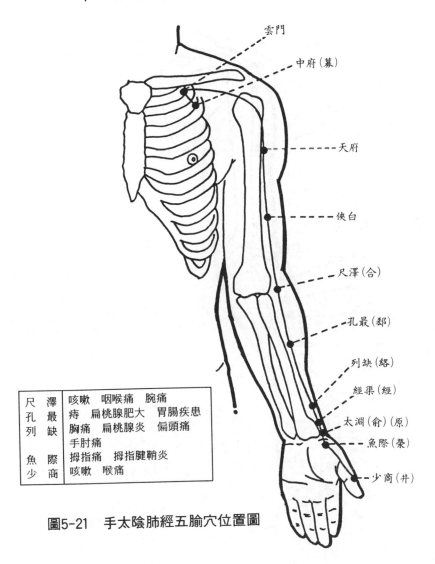

雲門
中府（募）
天府
俠白
尺澤（合）
孔最（郄）
列缺（絡）
經渠（經）
太淵（俞）（原）
魚際（滎）
少商（井）

尺　澤	咳嗽　咽喉痛　腕痛
孔　最	痔　扁桃腺肥大　胃腸疾患
列　缺	胸痛　扁桃腺炎　偏頭痛
	手肘痛
魚　際	拇指痛　拇指腱鞘炎
少　商	咳嗽　喉痛

圖5-21　手太陰肺經五腧穴位置圖

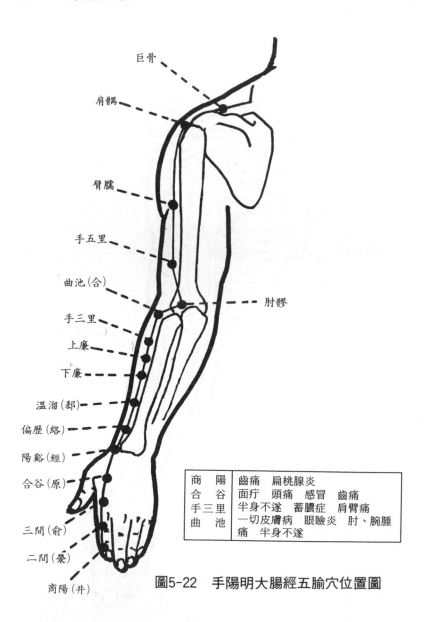

商　　陽	齒痛　扁桃腺炎
合　　谷	面疔　頭痛　感冒　齒痛
手三里	半身不遂　蓄膿症　肩臂痛
曲　　池	一切皮膚病　眼瞼炎　肘、腕腫痛　半身不遂

圖5-22　手陽明大腸經五腧穴位置圖

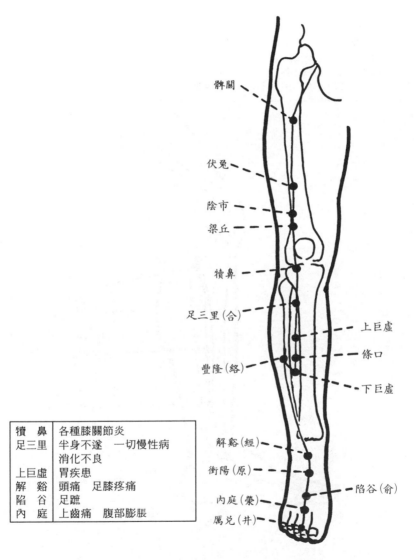

犢　鼻	各種膝關節炎
足三里	半身不遂　一切慢性病
	消化不良
上巨虛	胃疾患
解　谿	頭痛　足膝疼痛
陷　谷	足蹠
內　庭	上齒痛　腹部膨脹

圖5-23　足陽明胃經五腧穴位置圖

大　都	第一趾痛
公　孫	足底痛　食慾不振　腸痛
三 陰 交	月經不順　帶下　排尿困難
地　機	胃酸過多症　糖尿病
陰 陵 泉	排尿困難
血　海	瘀血　月經不順　膝關節痛

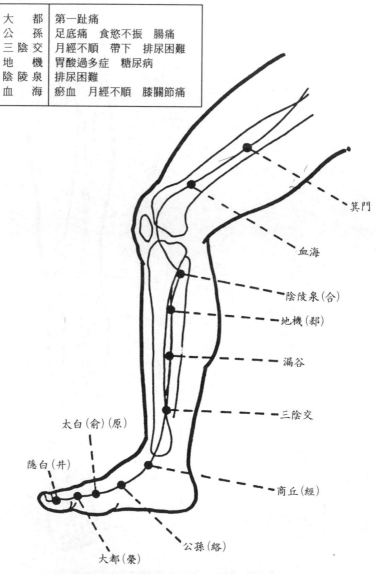

箕門

血海

陰陵泉(合)

地機(郄)

漏谷

三陰交

太白(俞)(原)

隱白(井)

商丘(經)

公孫(絡)

大都(滎)

圖5-24　足太陰脾經五腧穴位置圖

少　　海	耳鳴　蓄膿症　肘關節痛
靈　　道	咽痛
神　　門	便秘　心悸亢進　失眠
少　　府	手腕關節痛

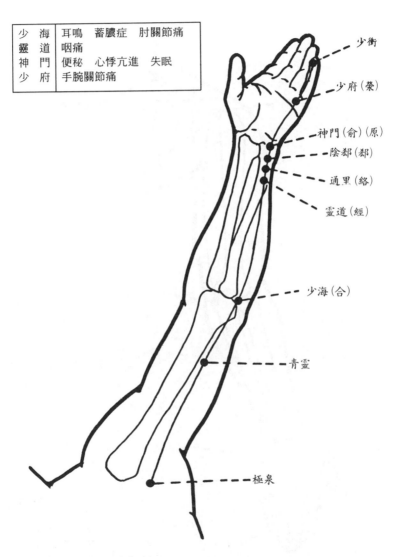

少衝

少府(滎)

神門(俞)(原)

陰郄(郄)

通里(絡)

靈道(經)

少海(合)

青靈

極泉

圖5-25　手少陰心經五腧穴位置圖

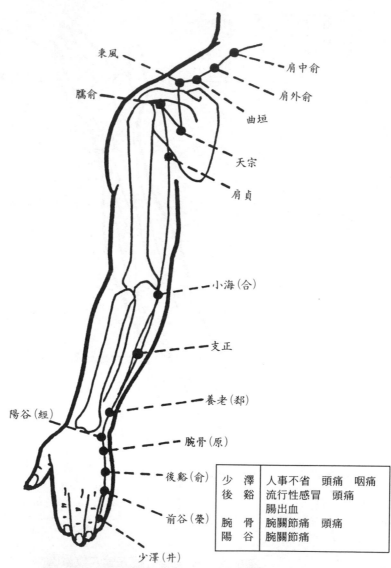

少 澤	人事不省 頭痛 咽痛
後 谿	流行性感冒 頭痛
	腸出血
腕 骨	腕關節痛 頭痛
陽 谷	腕關節痛

圖5-26　手太陽小腸經五腧穴位置圖

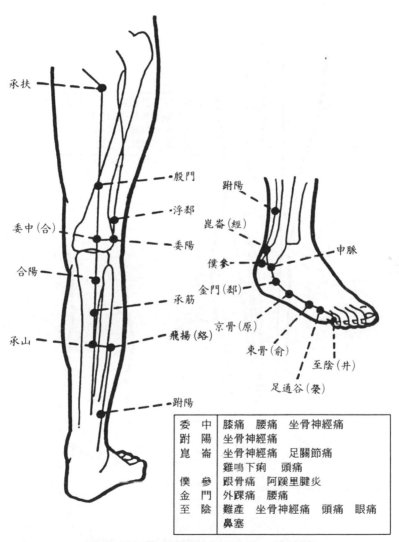

委	中	膝痛 腰痛 坐骨神經痛
跗	陽	坐骨神經痛
崑	崙	坐骨神經痛 足關節痛
		雞鳴下痢 頭痛
僕	參	跟骨痛 阿襖里腱炎
金	門	外踝痛 腰痛
至	陰	難產 坐骨神經痛 頭痛 眼痛
		鼻塞

圖5-27 足太陽膀胱經五腧穴位置圖

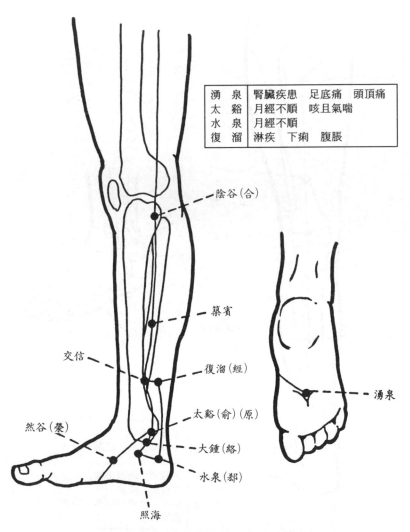

湧　泉	腎臟疾患　足底痛　頭頂痛
太　谿	月經不順　咳且氣喘
水　泉	月經不順
復溜	淋疾　下痢　腹脹

陰谷(合)

築賓

交信

復溜(經)

然谷(滎)

太谿(俞)(原)

大鍾(絡)

水泉(郄)

照海

湧泉

圖5-28　足少陰腎經五腧穴位置圖

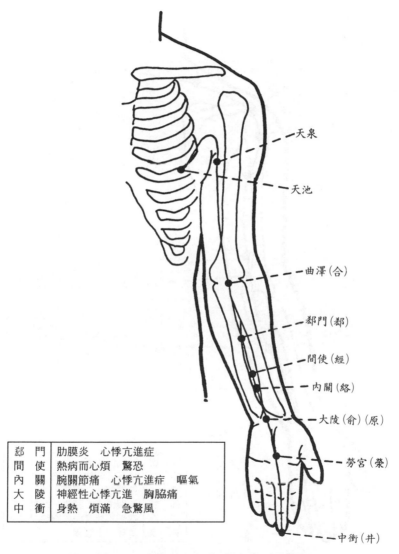

郄 門	肋膜炎　心悸亢進症
間 使	熱病而心煩　驚恐
內 關	腕關節痛　心悸亢進症　嘔氣
大 陵	神經性心悸亢進　胸脇痛
中 衝	身熱　煩滿　急驚風

圖5-29　手厥陰心包經五腧穴位置圖

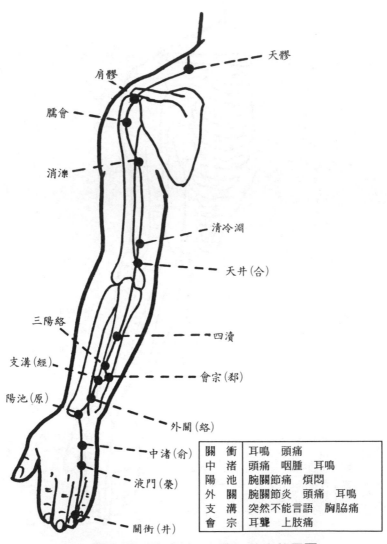

關	衝	耳鳴　頭痛
中	渚	頭痛　咽腫　耳鳴
陽	池	腕關節痛　煩悶
外	關	腕關節炎　頭痛　耳鳴
支	溝	突然不能言語　胸脇痛
會	宗	耳聾　上肢痛

圖5-30　手少陽三焦經五腧穴位置圖

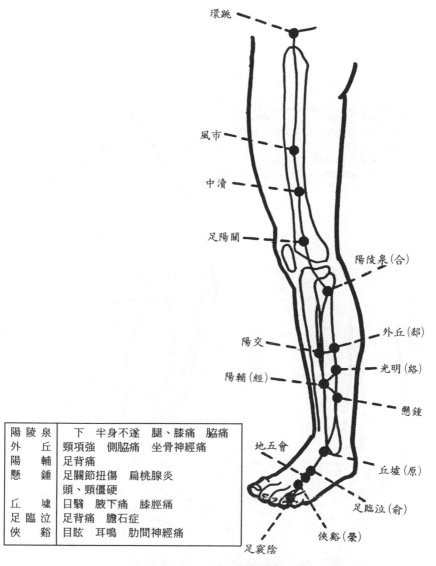

陽 陵 泉	下 半身不遂 腿、膝痛 脇痛
外 丘	頸項強 側脇痛 坐骨神經痛
陽 輔	足背痛
懸 鍾	足關節扭傷 扁桃腺炎 頭、頸僵硬
丘 墟	目翳 腋下痛 膝脛痛
足 臨 泣	足背痛 膽石症
俠 谿	目眩 耳鳴 肋間神經痛

圖5-31 足少陽膽經五腧穴位置圖

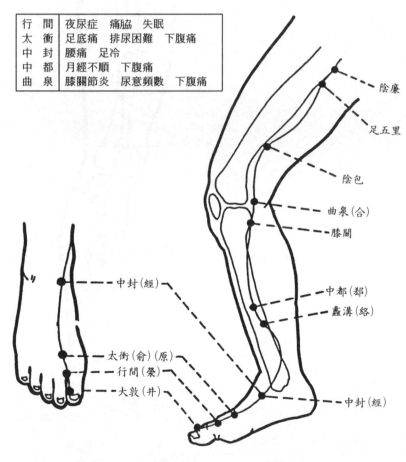

行　間	夜尿症　痛脇　失眠
太　衝	足底痛　排尿困難　下腹痛
中　封	腰痛　足冷
中　都	月經不順　下腹痛
曲　泉	膝關節炎　尿意頻數　下腹痛

陰廉

足五里

陰包

曲泉(合)

膝關

中都(郄)

蠡溝(絡)

中封(經)

太衝(俞)(原)

行間(滎)

大敦(井)

中封(經)

圖5-32　足厥陰肝經五腧穴位置圖

第六章　正確的刮痧手法與順序

　　刮痧操作之順序依身體狀況而定，先刮後頸部，次刮背部，再刮胸部，末刮四肢，此為一般的原則。基本刮痧方向，依經絡循行「陰升陽降」之原則，至於刮痧手法，分別敘述於各部位刮痧內。

　　㈠後頸與背部之刮痧：其實際操作分述如下：

　　1.刮背頸椎：自頸椎刮起，經胸椎第一椎至尾骨（圖6-1），分兩段刮完。此處即針灸經絡的督脈。

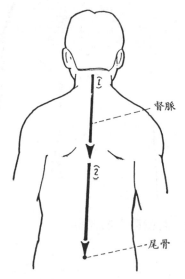

圖6-1　頸椎胸椎刮痧

2.刮左、右肩膀筋，先左後右。（圖6-2）

3.刮膀胱經俞穴（圖6-3），自大杼至腰部，即距督脈左、右各1寸5分處。

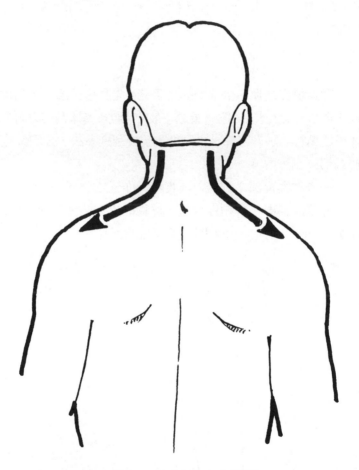

圖6-2 肩膀筋左右刮痧

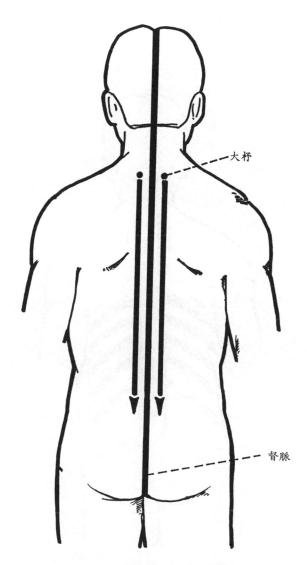

大杼

督脈

圖6-3　膀胱經左右俞穴刮痧

4.以膀胱經為中心，由裡向外斜刮，從肩膀筋以下至腰部約刮5至7條斜線，間距以肋骨為準（圖6-4）。切勿作地毯式全面刮痧。

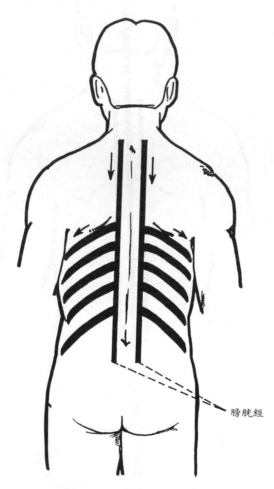

膀胱經

圖6-4　背部斜刮

㈡前胸部刮痧：

1.先刮任脈：自天突穴（胸骨體最上端）刮至小腹，由上而下可分三段，第一段為胸骨體，第二段為心窩至肚臍，第三段為肚臍至曲骨，一段一段地刮，切勿一次刮到底，惟肚臍處可輕刮。（見圖6-5）

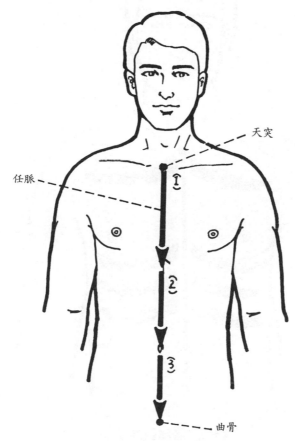

天突

任脈

曲骨

圖6-5　胸部刮痧

2.以任脈為中心，上自天突穴起，向左、向右兩側作斜線之刮痧，約3～5條，其中乳房不刮。（圖6-6）

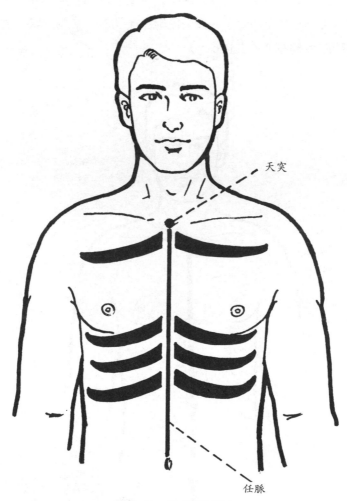

天突

任脈

圖6-6　胸部斜刮痧

㈢四肢的刮痧：上肢與下肢，內側與外側各有不同。

1.上肢外側：由指尖向肘及肩膀方向進行。（如圖6-7）

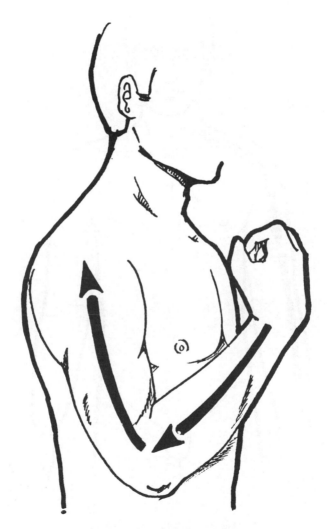

圖6-7　上肢外側刮痧

2.上肢內側：由肩向肘與指尖方向刮。（如圖6-8）

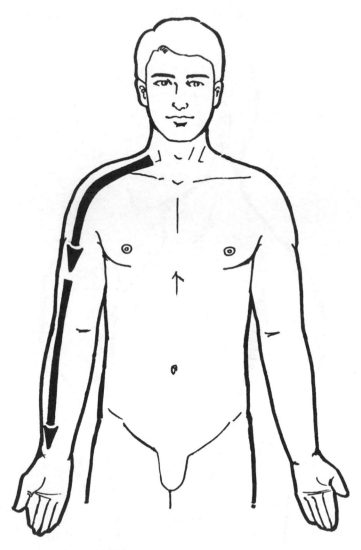

圖6-8　上肢內側刮痧

3.下肢外側及後側：由大腿向膝，向腳刮。（如圖6-9、
6-10）

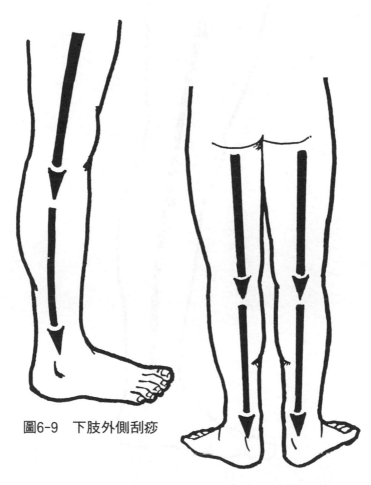

圖6-9　下肢外側刮痧

國6-10　下肢後側刮痧

4.下肢內側：由內踝尖向膝，向上刮。（如圖6-11）

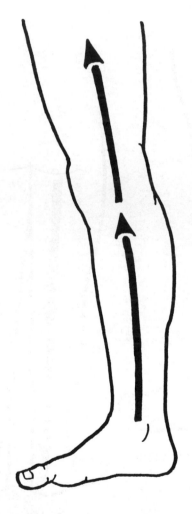

圖6-11　下肢內側刮痧

㈣刮痧板垂直於皮膚成90°角，自上下左右刮拭永保同一角度。（如圖6-12）

㈤刮痧力道應做單方向用力，刮板回程不刮。

㈥刮拭力量要均勻，不可過速、過重、過快，以免患者畏懼不安與疼痛，影響刮痧之效果。

㈦刮痧拔罐整體的操作程序如左：

1. 視病體刮痧相應經絡、穴道與部位。

2. 視出痧情況及病理，選擇1至3處，以皮膚針輕叩皮膚。

3. 在皮膚針輕叩處，即速拔罐。

4. 拔罐約3～5分鐘後起罐。

5. 起罐後，以艾條溫灸患處3～5分鐘。

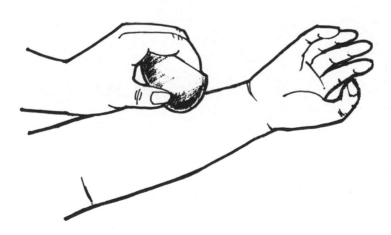

圖6-12　刮痧板垂直於皮膚成90°角

第七章　刮痧拔罐使用之器材

　　「工欲善其事,必先利其器。」雖然在做基礎刮痧,只要用手指沾水,就可以刮痧。而拔罐用個普通玻璃杯或一截竹筒,甚至醬瓜罐子都可以操作。但為了長期操作及達到最好的療效,能有適合人體結構與醫者使用的器材,確屬必需。

一、刮痧使用之器材

㈠刮痧板

　　古時刮痧工具大多採用瓷質湯匙、碗、碟、龍銀、銅錢或梳子等。這些工具的共同優點是經濟而隨處可得。但其缺點則是:

　　1.不符合力學原理,亦未配合人體的生理結構,不易把握,不適合醫者長期操作之用。

　　2.極易碰撞,造成裂痕,傷及患者皮膚。

　　3.不易做消毒。

　　經筆者長期研究改良,於民國72年經由手足病理按摩教學,研製牛角按摩棒的啟示,而研製出第一代的牛角刮痧按摩棒(如圖7-1)。

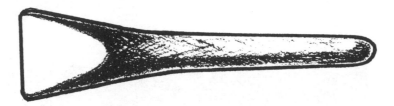

圖7-1　第一代牛角刮痧按摩棒

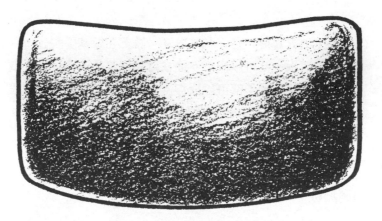

圖7-2　第二代平板式刮痧板

　　其優點除了刮痧外，並可兼作按摩點穴之用。但其缺點則為成本昂貴，一隻牛角僅能做一隻刮痧棒，且刮痧面太小，不合刮痧操作的經濟效益。

　　次年（73年）遂發展出第二代平板式刮痧板（如圖7-2），改進第一代的缺點，用一隻牛角可切製多片，成本降低，且刮痧板面增大，阻力減少，痛楚度相對降低。但因過厚而不易出痧。

　　經不斷研究與改良，參照古籍與人體的生理結構，感覺

其大小、厚薄、操持手法，及其使用在病人體表上，對於疼痛以及效應上的直接影響，繼續研究數種形式上的改變，最後綜合結果，發展出較薄、較小適合一般中國人體位，及醫者手握的平面式刮痧板（如圖7-3）。不但易握、易刮、易出痧，減輕疼痛感，而且製作成本也大幅降低，終於研展出以牛角自然材質，具有無痛、速效、易握、安全等特性之牛角刮痧板，為刮痧增加利器。

又自幾近十年的刮痧拔罐教學，與實體操作經驗中，得到了更多新的訊息，於民國80年結合古籍中的新發現，研製最新一代的刮痧板「鯤刮樂」（其名語出《莊子》，如圖7-4），可大可小，可近可遠，可悠遊四海，其優美的體型與

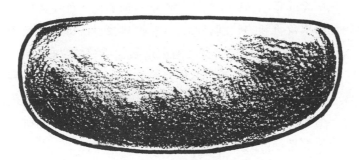

圖7-3　平面式刮痧板

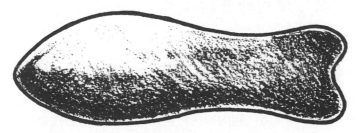

圖7-4　鯤刮樂刮痧板造型符合身體不同部位

曲線，幾可遍刮人體每一個部位，輕刮點刺，有如穿梭在銀
波中之飛魚，輕盈妙曼，配合前第三代刮痧板，更是相得益
彰，充分發揮了刮痧工具的最大效益。

「鯤刮樂」刮痧板，現已向中央標準局申請專利中，個
人謹認為此乃中國文化之精粹，非個人所能專有，特將兩種
刮痧板之版權獻給「中華民國科學氣功學會」生產推廣。

(二)潤滑劑（油）

主要功能為潤滑之用。

依據古籍記載，最早僅用「水」為潤滑劑，後來加上
「油」，以及各式油類，如麻油等。民間亦有於油料中加紅
花、川芎等通經活血的藥物，以促進氣血順暢，如中華民國
科學氣功學會研製的「刮痧油」、「刮痧膏」，即是油料中
加入川芎、獨活等12種中藥，有促進氣血活絡的功能。

但基本上來說，不論加入何種藥物的「刮痧油」、「刮
痧膏」，均為輔助之用，不是絕對的必需，最主要的功能是
潤滑作用。因此，像白花油、萬金油、驅風油、旁氏面霜、
潤膚液等都是很好的「刮痧潤滑劑」。

二、拔罐使用的器材

(一)拔罐器（拔火罐）

直接拔除瘀痧袪除病邪，能促進氣血循環，效果驚人。
古稱「角法」，因用牛等獸角做成。後改用竹筒，即量米器，
又稱「米升」。清代用陶製，近世用玻璃罐，因易破裂，且
操作困難、有燙傷皮膚之虞，近由韓國人改裝成抽氣式拔罐

器，消除了玻璃火罐的缺點，在操作的技巧上，更是簡易方便，很快地就取代了玻璃罐，成為刮痧拔罐最常用的工具，可惜市面仿冒者多，而其品質又多粗製濫造，致耐用度有很大的差別，使用者不可不慎。

　　晉葛洪《肘後方》就記載著：可用竹筒拔吸病痛的地方。到清代趙學敏《本草拾遺》裡所說的「火罐氣」描寫得更詳細，他說：「火罐，江右及閩中皆有之，係窯戶燒售，小如人大指腹大，兩頭微狹，使促口以受火氣，凡一切風寒，皆用此罐，以小紙燒見焰，投入罐中，既將罐合於患處……罐得火氣合於肉既牢不可脫，……少頃，火力盡則自落，肉上起紅暈，罐中有火氣出，風寒盡出，不必服藥，治風寒、頭痛及眩暈、風痹、腹痛等症。」

㈡皮膚針

　　又名梅花針、七星針、叩針，用其使皮膚出現小縫隙以利拔罐，快速袪除污濁病邪的工具。

　　刮痧後，以梅花針輕叩瘀痧部位，再配火罐，可直接袪除瘀痧。

㈢三稜針

　　為中醫針灸之放血針，挑痧時使用。

　　刮痧後視其嚴重出痧部位有青紫色痧痕處，即痧筋，以三稜針挑剌出血數滴。

㈣艾條

　　刮痧、拔罐後以艾條灸患處3至5分鐘。現在有長把手持灸罐之製作，安全便利，習者可加利用。

第八章　刮痧拔罐應注意事項

刮痧之注意事項，茲分別敘述如下：

㈠**不宜實施刮痧者**（初學者禁忌，醫者不限）

1.疔瘡、青春痘、惡性腫瘤、皮膚潰爛處、骨折、乳房、肚臍等處禁刮痧。

2.患有糖尿病、心臟病、血友病、肝炎等，尤其是血友病因缺少血小板、血液不易凝固，故禁忌之。

3.患者如是年長者或體虛者，刮痧時宜慎重處理。

4.懷孕婦女輕刮保健清血效果特佳，過度重刮易致流產，應謹慎為宜。

5.女性白帶多未癒、淋病未癒、受孕懷胎、月經來潮期間，勿施行刮痧。

6.倘身體內部鈣量不正常，發生骨骼挫傷的時候，不應刮痧治療。

7.受傷的部位不宜用力刮痧。

8.飯前、飯後半小時內禁止刮痧。

㈡實施刮痧時注意之事項

1.治療室內保持整潔、安靜、空氣流通、光線充足、溫度適宜、冬暖夏涼，不讓人流汗、發冷。

2.醫者的指甲要剪平，治療前後均用溫水洗淨雙手。

3.臨診者定要做出正確診斷，在操作過程中手法要準確，輕重要適宜，以免增加患者的痛苦。

4.操作前應在刮痧部位塗抹刮痧膏或乳液等，以減少摩擦的阻力，使皮膚光滑。

5.室內牆壁可以懸掛刮痧區的詳細位置圖，以提高患者的興趣與了解。

6.對老年人或兒童之刮痧，切勿太用力。

7.頸部、腋下、腰際等處均有淋巴散佈，操作手法宜輕揉鬆放，切勿強力牽拉，以免引起淋巴回流障礙或損傷經脈，造成不良後果。

8.患嚴重糖尿病、腎臟病、心臟病的人，每次進行之刮痧時間，應在15分鐘之內完成，時間不宜拉長。

9.刮痧時肩膀下垂不著力，心情輕鬆毫無雜念，手上的物件如手錶、手鍊等都取下來，背脊伸直，眼睛看著患者臉部，注意其表情變化。

10.當刮拭部位比刮痧前更加痛楚時，乃因為血液循環已經排除了障礙；此時，請勿放棄刮痧。

11.刮痧時，並沒有硬性規定要使用左手或右手，因此可隨自己的習慣任意調整。

12.刮拭結束後，嘴巴會感到乾渴，應喝一、兩杯涼開水，或在開水中加少許鹽飲用。

13.患病嚴重者刮痧時如有血絲、血塊出現，切記這是一個好現象，可繼續刮痧，約一至兩週之間，會有發燒的狀況，這也是良性反應，顯示身體已有抵抗力。

14.偶有刮痧幾次之後，腿部會出現小紅斑點、溼疹或瘡口，表示有些毒素已經由這些開口排出體外，其排出部位與內臟病變有互動關係。

15.有睡覺的意慾、打呵欠、出虛恭、眼垢多、流鼻水、身體會產生惡臭、在想不到的地方會產生痠麻和疼痛感覺……，上述現象都是刮痧後產生效果時的必然反應，這是好現象，依據病理反應，持續地刮痧下去，一定會有好的效果。

16.每次刮痧的時間，以30分之內施行完畢為佳，最長勿超過50分鐘。

17.異常部位在刮痧前診視時，須仔細觀察，看皮膚是外傷、出血、潰瘍，或是靜脈瘤等情形，比較痛的部位在治療時，應注意輕刮。

18.重症患者、精神病患者，或接受鈷照射治療的癌症末期患者，在刮痧時須特別注意處理。

19.急性腹部疾病發作時，檢查腎俞、膀胱俞、脾俞、胃俞、三焦俞對應刮痧區，比識別各個臟器更容易顯出病因，只要以普通的壓力刺激，便可以有很敏感的反應出現。

㈢對於患者方面

1.患者應信仕醫者，治療效果會比較迅速。

2.如患者是癌症等惡性腫瘤難治的疾病，或是因外傷而造成身體嚴重的破壞時，即使不可能回復原來的狀態，但透過適宜的刮痧療法，也能使痛苦減輕，鬆弛身心的緊張。

3.病人在刮痧前不要空腹、過度勞累及疲倦、睡眠不足，以及太緊張。

4.患有背痛的人，刮痧3、4天後，或者會感覺背痛突然比以前加劇。這是最好的現象，痛過這一天，你的病就好了一半，因為痛表示你的血液循環已突破障礙。

5.刮三焦俞及淋巴區，會有發燒的現象，這也是正常的反應，但注意絕不可太用力。

㈣對於刮後調養方面

1.刮拭後應喝一杯溫水或潔淨生水（切忌冰水、熱水；這裡的生水，指像飲水機那種經過處理可生飲的水），以利新陳代謝。

2.刮拭部位，兩三天內，刮處會有疼痛現象，此乃正常的反應。

3.刮痧完畢應給予一刻鐘休息，若出汗者要及時擦拭，切勿當風受涼，忌食酸辣油膩或難消化之食物，宜多飲一些清涼茶（如菊花、荷葉、桑葉等消暑之品或六一散沖蜂蜜、淡鹽開水），以助清熱解暑，如能以靜坐調息更佳。

4.刮痧部位出現瘡口，此乃正常現象，可用一般護理方法處理。

5.刮痧期間短暫發燒，這是身體內部潛伏性病菌與白血球正在搏鬥，引起體溫增高的現象，尤其當你刮拭淋巴腺及三焦俞時，更會有這種現象發生，患者面對這種現象不必驚惶。患者恢復期尚須嚴密觀察，防止病情反覆。

㈤治療痧病時，飲食上應注意事項

1. 痧病服藥，應涼服或微溫服，切忌熱服。

2. 痧病將癒時，患者食慾已恢復，有時甚至食慾旺盛，飽食後仍覺不飽。此時不能再進食，應禁食一兩餐，然後再恢復正常食量，否則易復發。

3. 痧病患者宜食清淡易消化的食物，如玉米粥、小米粥等。

4. 痧病患者應禁食油膩、熱湯、熱酒和辛熱刺激性食物，以免影響療效及加重病情。

5. 如痧病患者有厭食、食後腹脹痛、放灰臭屁，以及大便惡臭難聞等消化不良的症狀者，更應少食，倘能禁食一兩餐尤佳。

第九章　各種疾病的刮痧拔罐治療法

一、呼吸系統

㈠傷風感冒（圖9-1）

　　1.概說：傷風，也就是風中的邪氣侵入之意，會有喉嚨痛、流鼻水等症狀發生。傷風時，邪氣最初在風門穴，後積存在風池穴，再聚集於風府穴。

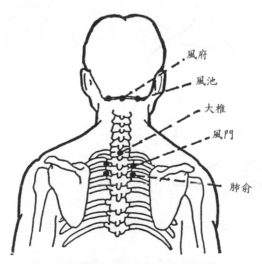

風府
風池
大椎
風門
肺俞

（本章各圖之單穴位刮痧單方向刮拭即可）

2.刮痧與部位：大椎、風府、風池、中府、風門、肺俞、曲池、孔最。

3.拔罐與部位：肺俞、大椎。

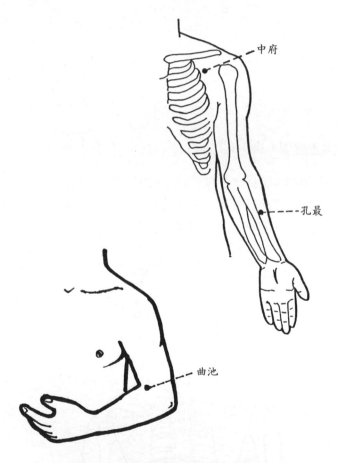

中府

孔最

曲池

圖9-1　傷風感冒刮痧拔罐部位

㈡鼻子過敏（圖9-2）

1.概說：一般是由於鼻粘膜發腫所致。

2.刮痧與部位：依次刮合谷、睛明、巨髎、頭維、風池、大椎、肺俞、腎俞、三陰交。

3.拔罐與部位：腎俞、復溜。

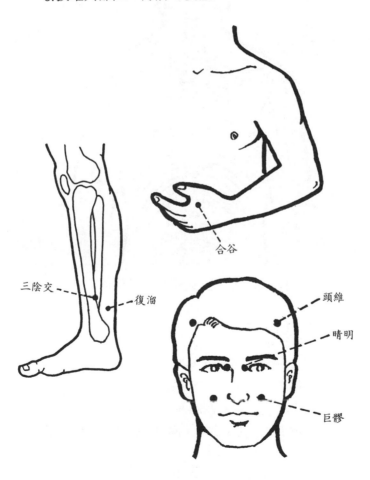

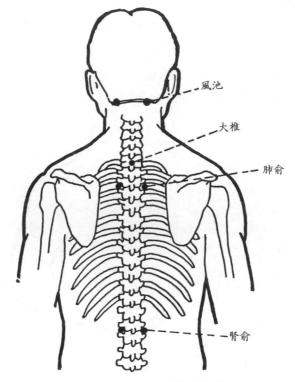

風池

大椎

肺俞

腎俞

圖9-2　鼻子過敏刮痧拔罐部位

㈢支氣管炎（圖9-3）

　　1.概說：經常在落塵量多的工廠、礦山等處工作者，及吸煙過多而體質虛弱的人，皆易罹患此症。

　　2.刮痧與部位：依次刮肺俞、厥陰俞、心俞、腎俞、志室、中府、膻中、巨闕、肓俞、俠白、孔最、太淵、陰陵泉、三陰交。

　　3.拔罐與部位：中府、膻中、肺俞。

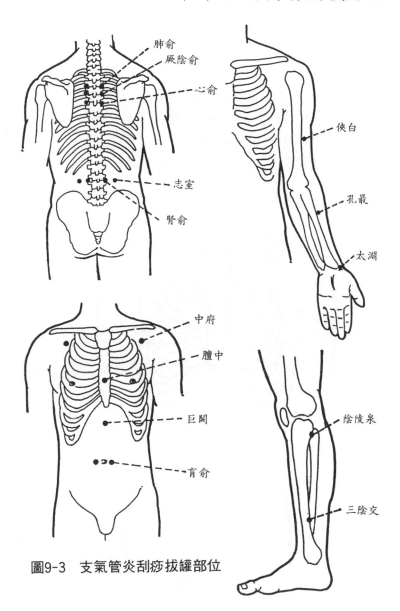

肺俞
厥陰俞
心俞
志室
腎俞
俠白
孔最
太淵
中府
膻中
巨闕
肓俞
陰陵泉
三陰交

圖9-3 支氣管炎刮痧拔罐部位

㈣喉痛（圖9-4）

1.概說：多由感冒誘發，或由嗜食煙酒、辛辣等刺激物所引起，亦有與麻疹、痘瘡、猩紅熱病混合發生。

2.刮痧與部位：⑴依次刮水突、氣舍、中脘、合谷、天柱、風池、天鼎等穴。⑵啞門至大椎。

3.拔罐與部位：大椎。

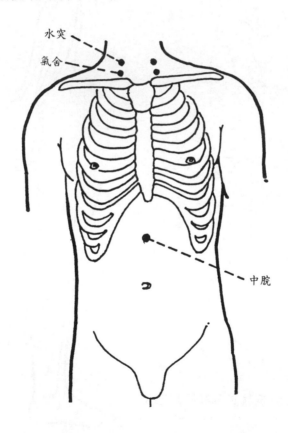

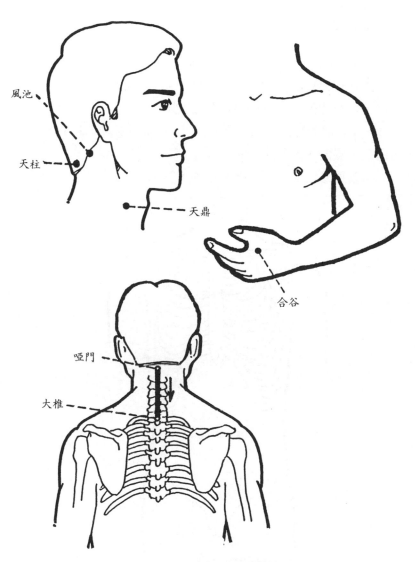

風池

天柱

天鼎

合谷

啞門

大椎

圖9-4　喉痛刮痧拔罐部位

(五)肺炎（圖9-5）

1.概說：由肺炎雙球菌侵入而發，冒寒外傷為誘因，多續發於毛細管支炎。故亦稱支氣管肺炎，亦有侵入肺大葉者，稱格魯布性肺炎，多發於老人及小兒。

2.刮痧與部位：刮中府、雲門、少商、肺俞、脾俞、胃俞、大腸俞、天樞等穴位。

3.拔罐與部位：中府、肺俞。

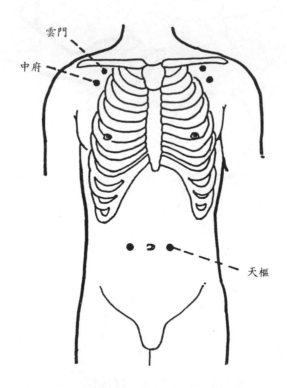

雲門
中府
天樞

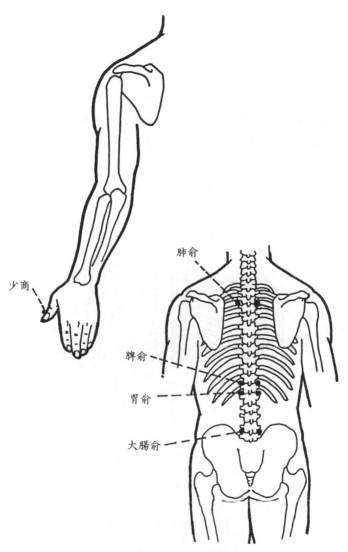

少商

肺俞

脾俞

胃俞

大腸俞

圖9-5　肺炎刮痧拔罐部位

㈥肺結核（圖9-6）

1.概說：由於結核桿菌侵入肺臟而起，體質虛弱、營養不足、起居不慎、憂慮過度、縱慾無節，及風寒咳嗽日久不癒為其誘因，有遺傳性及傳染性。

2.刮痧與部位：(1)大椎至命門。(2)風門至腎俞。(3)八髎（即為兩側上、次、中、下髎，共八穴）。(4)心窩至中脘。(5)足三里、三陰交。

3.拔罐與部位：大椎、肺俞。

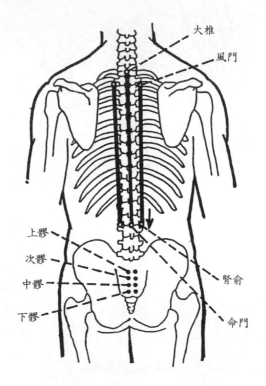

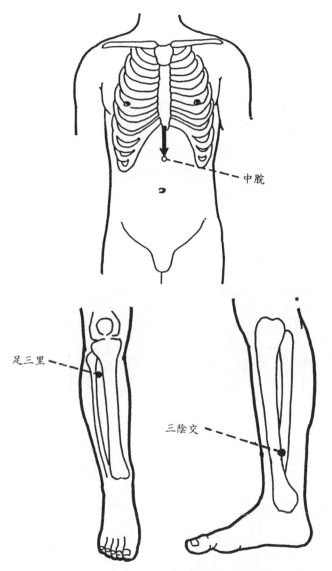

中脘

足三里

三陰交

圖9-6　肺結核刮痧拔罐部位

㈦氣喘（圖9-7）

1.概說：由細小的支氣管發生急性狹窄，產生氣泡或橫膈膜痙攣而起。

2.刮痧與部位：依次刮胸部之膻中、巨闕，臂之神門、郄門，及背部之大椎、肩井、肺俞、心俞等穴。刮突出骨下方的大椎穴時，若有很強烈疼痛者應注意。治療兒童支氣管氣喘，除加刮大椎穴之外，應再刮拭肺俞穴。若同時有肩膀痠的現象，應再刮拭肩井穴，如果覺得胸部鬱悶，就刮拭心俞穴。一旦氣喘發作激烈時，可加刮天突、中府。

3.拔罐與部位：身柱、命門。

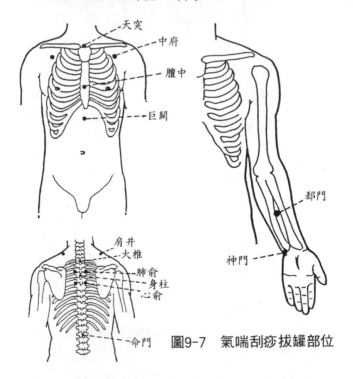

圖9-7　氣喘刮痧拔罐部位

二、循環系統

㈠心悸（圖9-8）

1.概說：因不安、發怒、焦慮等長時間的情緒緊張，所引起的心臟機能障礙症狀，常見於三十至四十歲間神經質女性。

治療時要以背部的心俞穴調整心臟機能，以厥陰俞穴使全身血液循環良好，以手臂的郄門穴抑制心悸，以神門穴來消除心悸時的胸部鬱悶或疼痛。

2.刮痧與部位：依次刮厥陰俞、心俞、神門、郄門、復溜各穴。

3.拔罐與部位：厥陰俞、復溜。

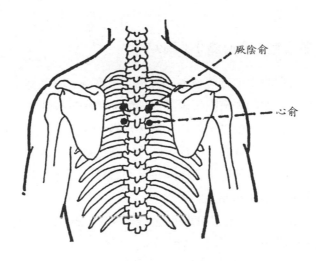

厥陰俞

心俞

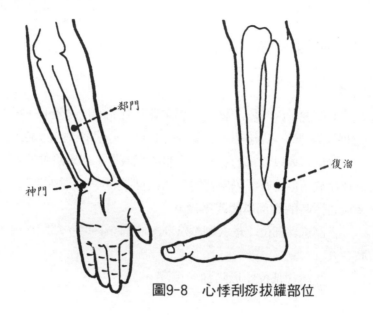

圖9-8　心悸刮痧拔罐部位

㈡狹心症（真心痛）（圖9-9）

1.概說：由神經衰弱、胃腸、子宮病，及酒精中毒、動脈硬化、大動脈瓣膜障礙等病所致。大多於夜間或工作時發作，心臟劇烈絞痛，如灼如鑽，放散於背部、左膊，心內收縮狹窄，顏面蒼白、冷汗、肢冷、脈細欲絕，經數分鐘至數十分鐘才止。若連續發作，每至心臟衰弱而死。發病時，掐捏小指、盡速送醫急救。

2.刮痧與部位：⑴風門至膈俞。⑵三焦俞、腎俞。⑶心經、小腸經。

3.拔罐與部位：厥陰俞、腎俞。

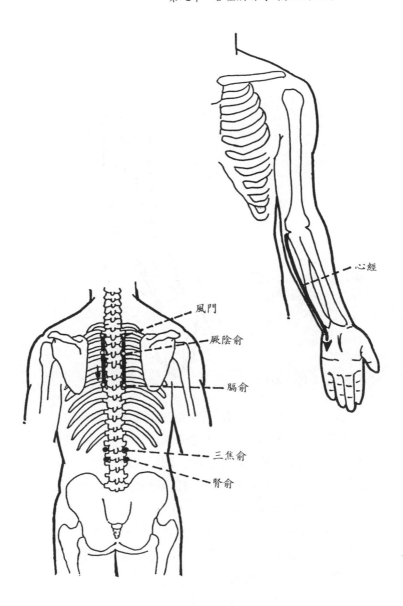

風門

厥陰俞

膈俞

三焦俞

腎俞

心經

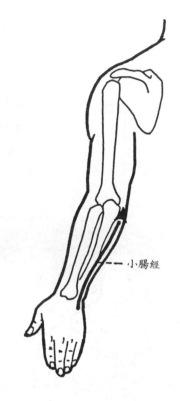

圖9-9　狹心症刮痧
　　　　拔罐部位

--- 小腸經

㈢心絞痛（圖9-10）

　　1.概說：由於冠狀動脈壁非炎性病變，使管壁增厚、變硬，致管腔狹窄，加上暫時性痙攣產生短暫性心肌缺血、缺氧而發病。心率不整、胸口鬱滯、煩悶、背部和上肢的肌肉組織緊繃，同時在腳底的心臟、肝臟等部位，有明顯的壓痛感，患者常因而對人生缺乏自信心。

　　2.刮痧與部位：(1)刮心俞至腎俞。可使精神鬆弛，肌肉不再緊繃。(2)刮拭胃經、小腸經，使胃不會加壓橫膈膜及心尖，而刺激心臟產生絞痛。

　　3.拔罐與部位：心俞、膈俞、胃俞。

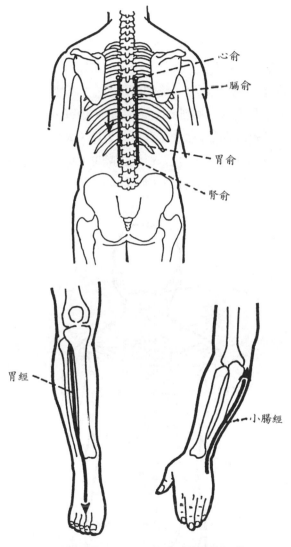

心俞

膈俞

胃俞

腎俞

胃經

小腸經

圖9-10 心絞痛刮痧拔罐部位

㈣高血壓（圖9-11）

1.概說：心臟送出的血液量，血管壁的硬度，以及血液的稠粘度能左右血壓的高低。三者如不調適，會使血壓升高，發生頭痛、頭暈、耳鳴、後頸僵硬、左右肩僵硬、胃腸氣脹、便秘、手足發冷、臉部灼熱、疲勞、煩躁。

2.刮痧與部位：依次刮百會、天柱、人迎、關元、肩井、心俞、膈俞、腎俞、合谷、湧泉等穴，可安定血壓。

3.拔罐與部位：腎俞、膈俞。

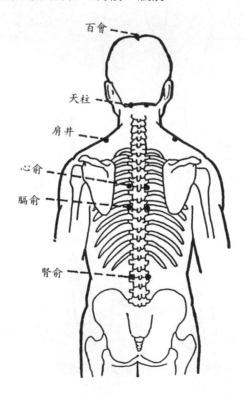

百會

天柱

肩井

心俞

膈俞

腎俞

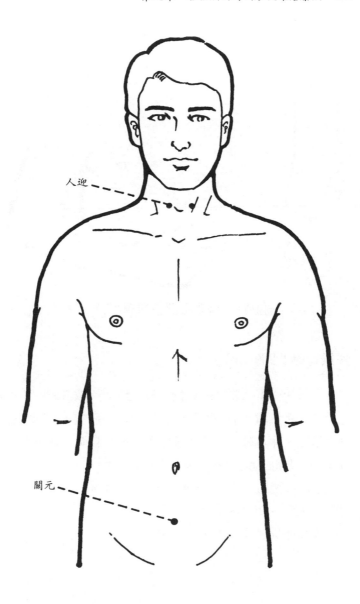

人迎

關元

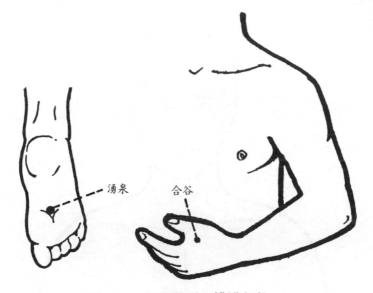

湧泉　　合谷

圖9-11　高血壓刮痧拔罐部位

㈤低血壓（圖9-12）

1.概說：低血壓者體質較一般人瘦弱。按圖列穴道，耐心地做刮痧治療，能消除因低血壓引起的症狀，除急性患者出現暈厥、休克外，大多數慢性患者並無自覺，僅少數患者有頭昏、目眩、乏力感，尤以夏季較明顯。

2.刮痧與部位：百會、天柱、肩井、心俞、腎俞、陽谿、太谿、太淵、肓俞、大巨。

3.拔罐與部位：腎俞、心俞。

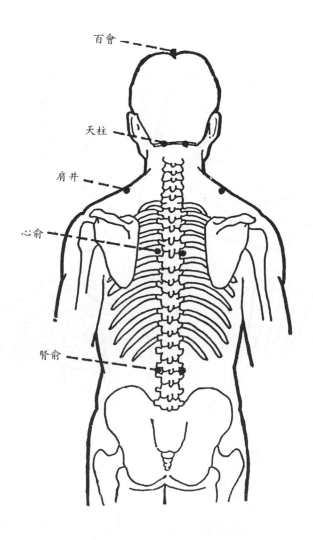

百會

天柱

肩井

心俞

腎俞

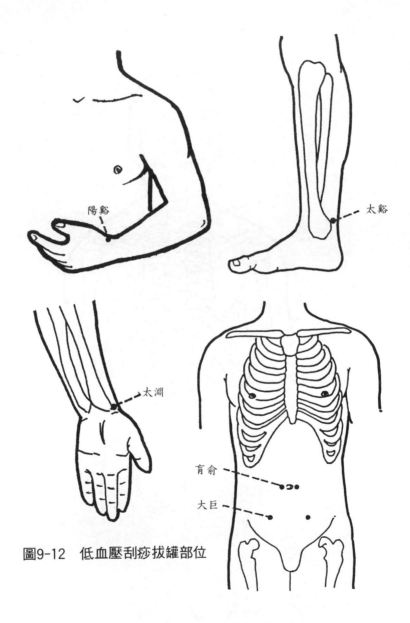

陽谿

太谿

太淵

肓俞

大巨

圖9-12 低血壓刮痧拔罐部位

㈥急慢性心內膜炎（圖9-13）

1.概說：由急性傳染病、風溼關節炎，和外傷波及心臟內膜與心瓣膜而起，或與梅毒、腎臟、糖尿等病併發。慢性者係由急性轉移而成。輕者為疣贅性，即心內膜生出如米粒至豌豆般大小之贅疣，自覺心臟部分有緊壓感。心悸輕度亢進、呼吸困難，或高熱脈數，多有遺留心臟瓣膜障礙。潰瘍性心內膜炎較為嚴重，以寒顫始而高熱積留，舌乾苔厚、腹脹脾腫、發薔微疹、皮膚因栓塞而呈溢血、頭痛譫語，殊為危險。

2.刮痧與部位：百會、大椎、心俞至腎俞、命門、湧泉、中脘。

3.拔罐與部位：心俞、肝俞、腎俞。

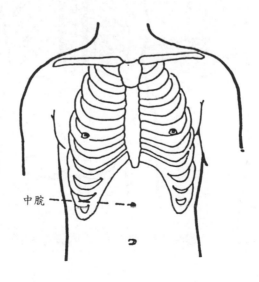

中脘

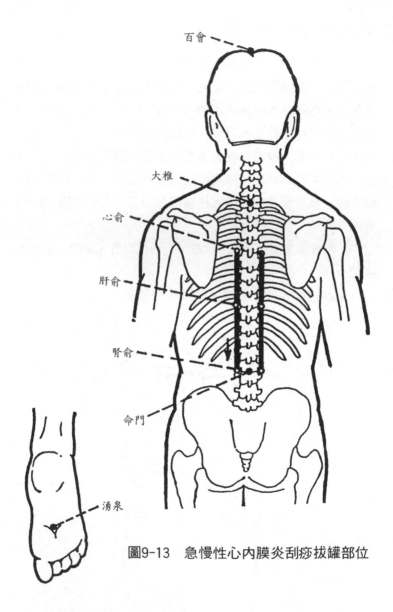

百會

大椎

心俞

肝俞

腎俞

命門

湧泉

圖9-13　急慢性心內膜炎刮痧拔罐部位

㈦半身不遂（圖9-14）

1.概說：大部分由腦部微血管破裂、栓塞、血栓導致中風形成的。胸部鬱悶、心悸、呼吸困難、便秘、手足或身軀部分麻痺。

2.刮痧與部位：天柱、肩井、厥陰俞至腎俞、天宗、承扶、中府、膻中、中脘、天樞、關元、陽池、尺澤、大陵、委中、太谿、崑崙、陰陵泉、犢鼻、足三里。

3.拔罐與部位：心俞、肝俞、腎俞、膻中、足三里、犢鼻、委中。

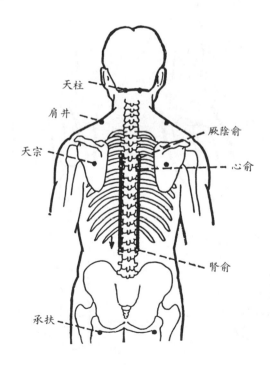

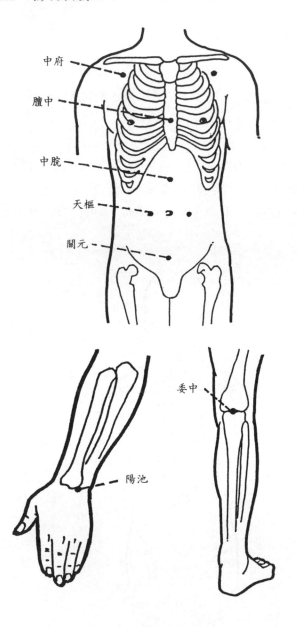

中府

膻中

中脘

天樞

關元

委中

陽池

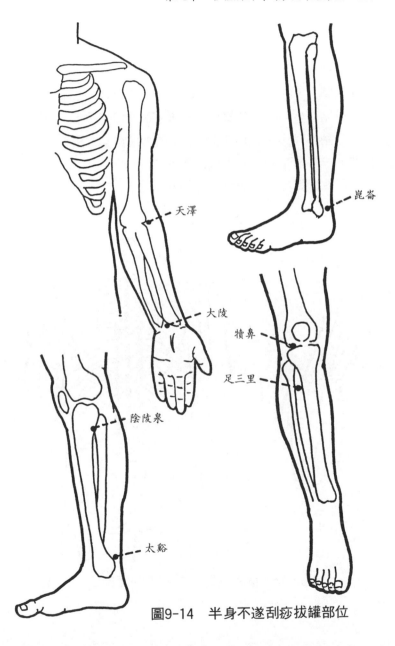

天澤

大陵

陰陵泉

太谿

崑崙

犢鼻

足三里

圖9-14　半身不遂刮痧拔罐部位

㈧間歇性跛行症（圖9-15）

1.概說：由於循環系統障礙而引起的腳部腫大、痙攣、疼痛、聽力、視力、記憶力減退，腳底的骨盆、頭部反射區上有硬結產生，走路時覺得背部及腳部的肌肉組織繃緊。

2.刮痧與部位：⑴刮拭整個手的大拇指。⑵頸部以下至命門。⑶心俞至腎俞。⑷八髎穴。

3.拔罐與部位：中髎、命門。

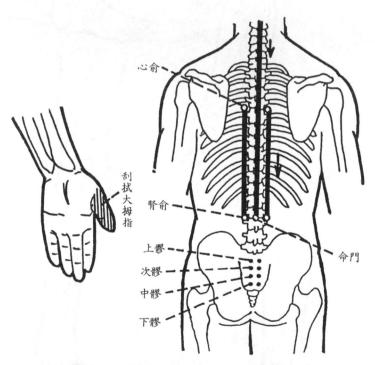

心俞

刮拭大拇指

腎俞

上髎

次髎

中髎

下髎

命門

圖9-15　間歇性跛行症刮痧拔罐部位

㈨懼冷症（圖9-16）

1.概說：由於人體血液分布不均所致，下半身最容易產生此症，致全身發冷。

2.刮痧與部位：膻中、肓俞、大巨、築賓、厥陰俞、腎俞、大腸俞、上髎、湧泉。如果腳特別冰冷，應該在腳底的湧泉做強力刮拭。如果手腳特別冰冷，則在陽池穴做強力刮拭。

3.拔罐與部位：腎俞。多灸復溜。

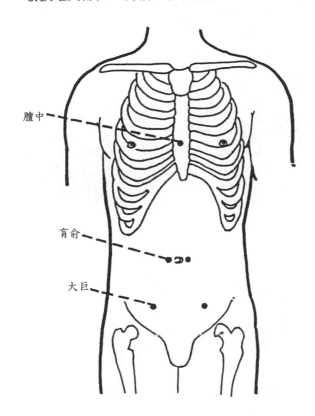

膻中

肓俞

大巨

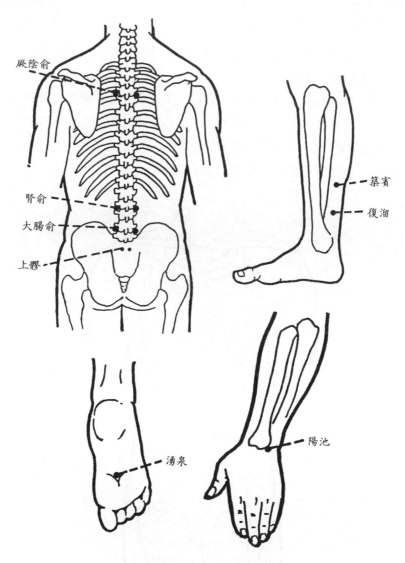

厥陰俞

腎俞

大腸俞

上髎

築賓

復溜

湧泉

陽池

圖9-16　懼冷症刮痧拔罐部位

三、消化系統

㈠肝硬化（圖9-17）

　　1.概說：嗜飲酒、食辛辣香料、或感染肺癆、瘧疾、梅毒，及代謝疾患者（如糖尿病、痛風等）易罹患此症，尤其是中年男子。起初消化不良、舌被厚苔、胃部壓重、心窩發滿、或便秘或泄瀉，繼則肝臟增大、脾腫、腹水（與心臟性、

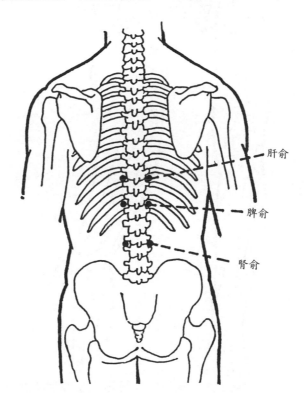

肝俞

脾俞

腎俞

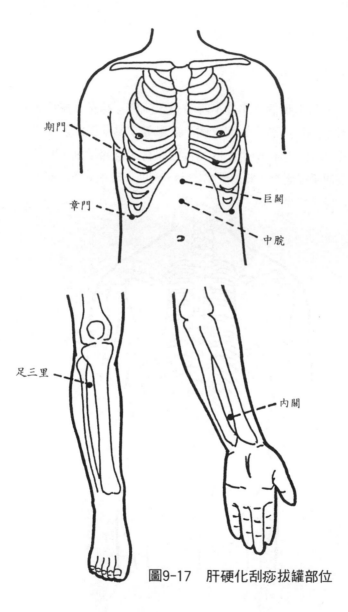

期門

章門

巨闕

中脘

足三里

內關

圖9-17　肝硬化刮痧拔罐部位

腎臟性水腫，先由頭面四肢腫起，然後波及他者不同），上腹靜脈突起，遂致胃腸鬱血，皮膚暗黃，呈黃疸症狀、尿量減少而濃厚黃赤與日加重，終致全身衰弱不治。

　　2.刮痧與部位：先刮中脘、天應（即患處），次取足三里、內關、巨闕、期門、章門、肝俞、脾俞、腎俞，此病刮後可配合灸治，因艾力易於滲入。

　　3.拔罐與部位：中脘、足三里、肝俞、期門。

㈡慢性膽囊炎、膽結石（圖9-18）

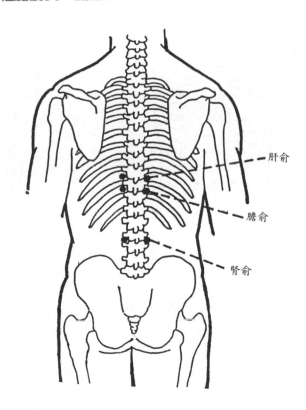

肝俞

膽俞

腎俞

1.概說：膽囊炎是因膽汁鬱滯，腸內細菌倒流至膽囊中造成的。膽結石又名膽固醇石和膽紅質石，前者是由膽囊內新陳代謝不正常所引起，後者是因膽道炎所引起。心窩鬱悶且有硬的感覺，腰腹部有鼓脹感，食慾不佳，常有便秘現象。

2.刮痧與部位：肝俞、膽俞、腎俞、巨闕、期門、日月、中脘、天樞、大巨、丘墟。

3.拔罐與部位：肝俞、中脘、腎俞。

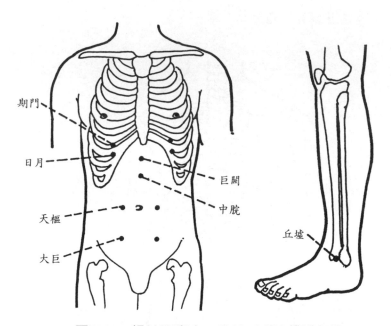

期門
日月
天樞
大巨
巨闕
中脘
丘墟

圖9-18　慢性膽囊炎、膽結石刮痧拔罐部位。

㈢脾臟功能失調（圖9-19）

　　1.概說：脾功能欠佳，會覺得疲累、四肢倦怠、無食慾。若是女性，則會影響到生理週期，經期忽早忽遲，量忽多忽少。

　　2.刮痧與部位：依次刮脾俞、胃俞、小腸俞、章門、中脘、肝俞、心俞、三陰交各穴。

　　3.拔罐與部位：脾俞、三陰交。

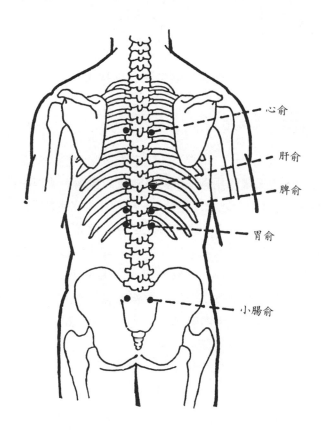

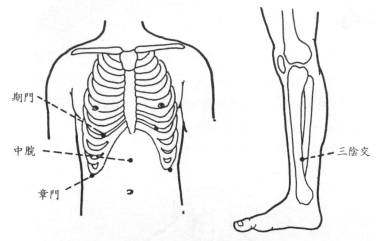

期門

中脘

章門

三陰交

圖9-19 脾臟功能失調刮痧拔罐部位

㈣黃疸（圖9-20）

1.概說：十二指腸炎或膽道炎，膽汁混入淋巴液內或血液中，因循環作用滿佈全身，故皮膚發黃，或與感冒傷寒等症併發。本病分陰黃、陽黃，一般病狀為皮膚粘膜、眼結膜、白眼球、舌苔、全身均呈黃色、小便黃赤、大便灰白。如黃而灰暗，脈沈遲畏寒、腹痛便瀉、精神頹靡、食慾不振者為陰黃；若黃而明亮，脈數身熱，口渴、便秘者為陽黃。

2.刮痧與部位：先刮左右腕內關二穴，繼刮中脘、下脘（再灸三五壯，使內感熱）與足三里，至陽、膽俞、腕骨、後谿，灸脾俞、至陽各穴。

3.拔罐與部位：足三里、膽俞。

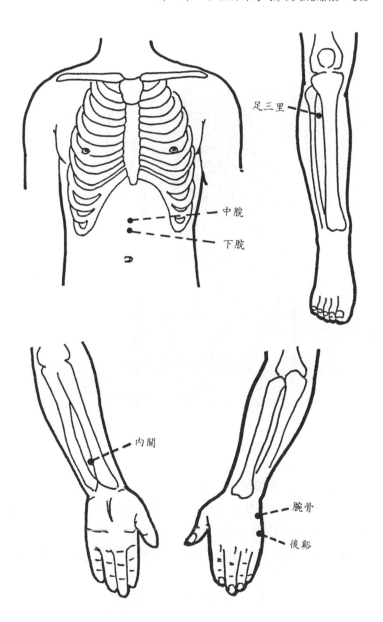

足三里

中脘

下脘

內關

腕骨

後谿

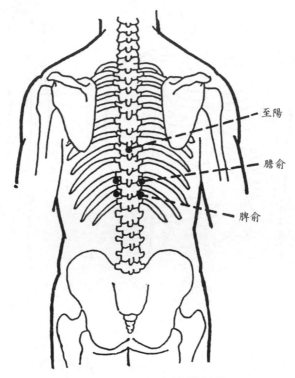

至陽

膽俞

脾俞

圖9-20　黃疸刮痧拔罐部位

㈤身體虛弱（圖9-21）

　　1.概說：身體的過分保護、營養不均、缺乏運動、臉色不佳、容易疲倦、食慾不振、經常肚子痛、感冒、且常偏食、體力差、長得瘦弱的孩子。

　　2.刮痧與部位：身柱、肝俞、腎俞、中脘、大巨、陽池、三陰交各穴。

　　3.拔罐與部位：身柱、中脘、三陰交。

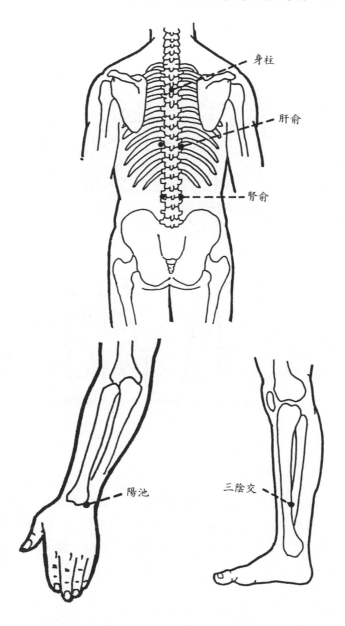

身柱

肝俞

腎俞

陽池

三陰交

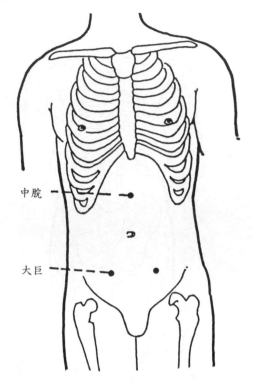

中脘 —

大巨 —

圖9-21　身體虛弱刮痧拔罐部位

㈥過瘦（圖9-22）

1.概說：先強化胃腸功能，然後在增強體力的穴道上刮痧治療，自然就會長肉。背部的肝俞、腎俞穴可增強體力；腳的三里穴可強化胃腸；三陰交可調整肝、腎、脾三種臟器的機能。

2.刮痧與部位：順次刮肝俞、脾俞、腎俞、三陰交、膻中、中脘、關元、足三里各穴。

3.拔罐與部位：三陰交、足三里。

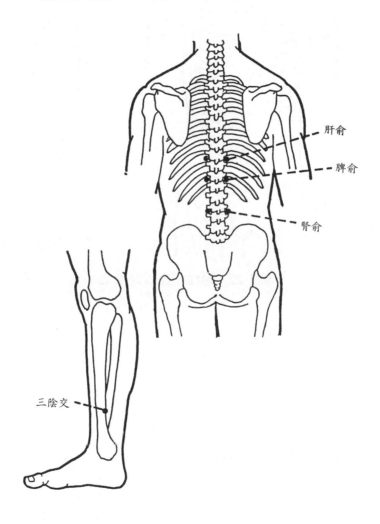

肝俞

脾俞

腎俞

三陰交

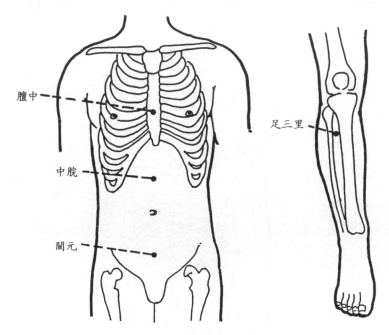

膻中

中脘

關元

足三里

圖9-22　過瘦刮痧拔罐部位

(七)**肥胖症**（圖9-23）

　　1.概說：大多是熱量攝取過多，及消耗熱量不平衡所引起。

　　2.刮痧與部位：三焦俞、腎俞、崑崙、中脘、居髎、關元、血海、梁丘、委中、承山、地機、太谿。

　　3.拔罐與部位：腎俞、中脘。

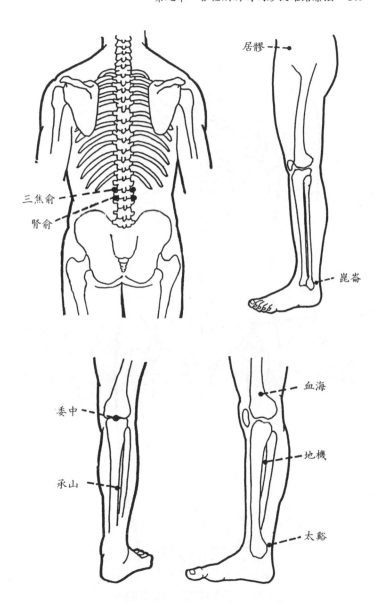

居髎

三焦俞

腎俞

崑崙

委中

承山

血海

地機

太谿

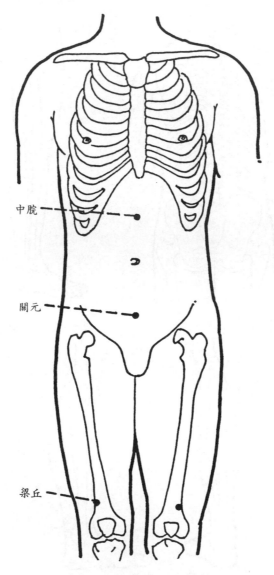

中脘

關元

梁丘

圖9-23　肥胖症刮痧拔罐部位

⑻容易疲勞（圖9-24）

1.概說：即中醫謂之腎虛症。

2.刮痧與部位：刮肝俞、三焦俞、腎俞、太谿、陽池、膻中、中脘、肓俞、關元、湧泉各穴。

3.拔罐與部位：腎俞、中脘、膻中。

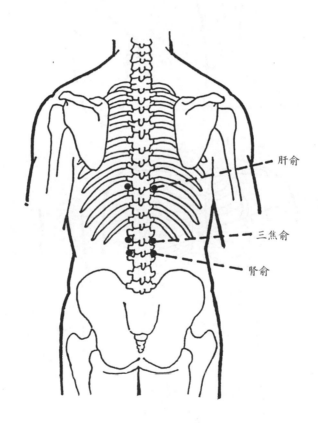

肝俞

三焦俞

腎俞

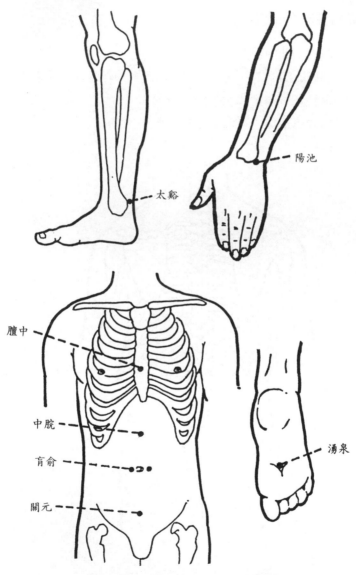

圖9-24　容易疲勞刮痧拔罐部位

㈨高熱性傳染病（圖9-25）

1.概說：在氣候轉換期，偶不小心就會發熱生病，身體毫無抵抗力。除慢性鼻蓄膿、頭痛、暈眩、發熱外，也容易感到疲倦、體質虛弱，而且略有神經質傾向。

2.刮痧與部位：⑴刮拭手掌與腳底的支氣管，頭部、腎臟、淋巴腺、輸尿管、膀胱、做大力的刮拭刺激，起初會有咳嗽、鼻蓄膿轉黃等現象，但是一週後便可看出體質的改善。⑵大椎、三焦經。

3.拔罐與部位：大椎。

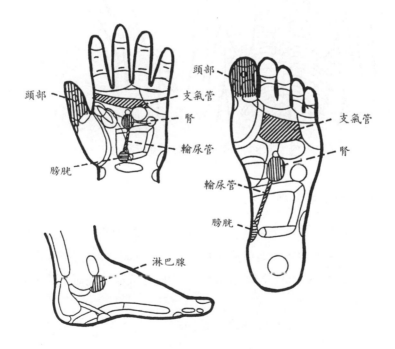

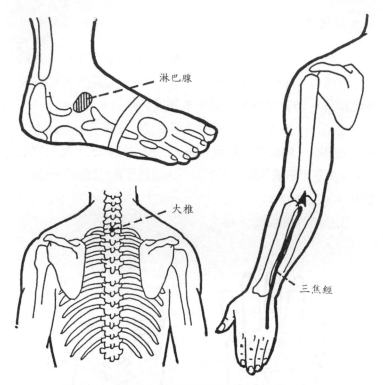

淋巴腺

大椎

三焦經

圖9-25　高熱性傳染病刮痧拔罐部位

(十)胃炎（圖9-26）

　　1.概說：多半由飲食不潔或精神有壓力所致，心窩至肚臍處常感不適，多有疼痛、打嗝、消化不良、噁心等現象。

　　2.刮痧與部位：順次刮巨闕、中脘、天樞、膈俞至膽俞、三焦俞等穴。

　　3.拔罐與部位：膈俞、胃俞。

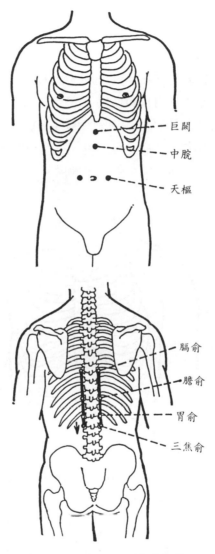

巨闕

中脘

天樞

膈俞

膽俞

胃俞

三焦俞

圖9-26　胃炎刮痧拔罐部位

㈡十二指腸潰瘍（圖9-27）

　　1.概說：潰瘍是因精神壓力大所引起的，嚴重的潰瘍，須請專科醫生詳細檢查。刮痧治療能使胃及十二指腸的機能恢復正常，並可預防便秘。

　　2.刮痧與部位：依次刮中脘、天樞、大巨、衝陽、膈俞、肝俞、脾俞、腎俞、足三里、三陰交等穴。

　　3.拔罐與部位：中脘、膈俞。

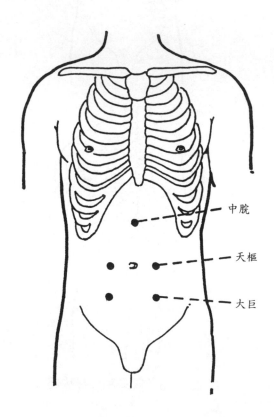

中脘

天樞

大巨

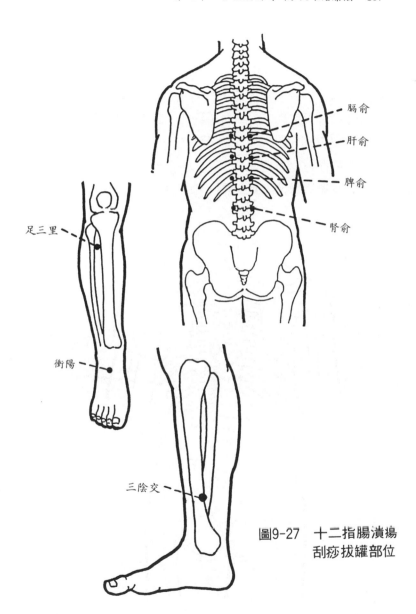

膈俞

肝俞

脾俞

腎俞

足三里

衝陽

三陰交

圖9-27　十二指腸潰瘍
刮痧拔罐部位

㈤胃痙攣、胃神經炎（圖9-28）

1.概說：胃激烈痙攣後，自心窩至腹部兩側及肚臍上，因太緊張而容易引起疼痛，同時會噁心、嘔吐。

2.刮痧與部位：⑴肝俞、膽俞、脾俞、巨闕、中脘、梁丘、足三里等穴。

⑵輕刮痙攣不適之部位。

3.拔罐與部位：足三里、中脘。

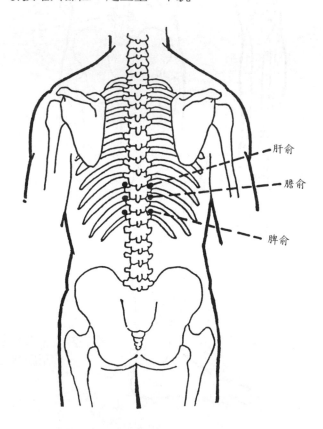

肝俞

膽俞

脾俞

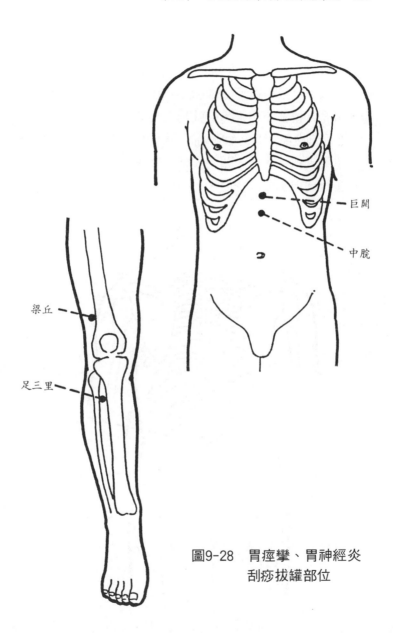

巨闕

中脘

梁丘

足三里

圖9-28 胃痙攣、胃神經炎
刮痧拔罐部位

(吉)慢性腸炎（圖9-29）

1.概說：肚子常有咕嚕的響聲，在短時間內多次下痢後，覺得舒服，這是小腸發炎的症狀。相反的，如果肚子仍然作響，可是卻排泄不出來，這就是大腸炎。

2.刮痧與部位：順次刮腎俞、大腸俞、小腸俞、三陰交、手三里、天樞、大巨、關元、足三里等穴。

3.拔罐與部位：腎俞、小腸俞，灸神闕。

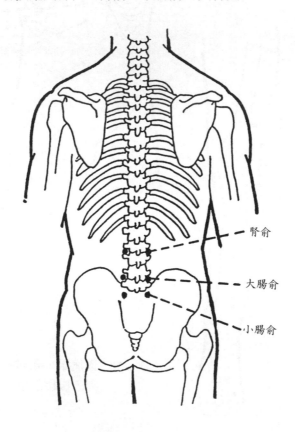

腎俞

大腸俞

小腸俞

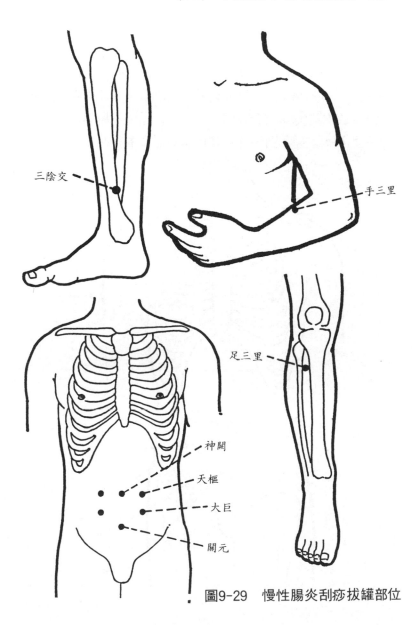

三陰交

手三里

足三里

神闕

天樞

大巨

關元

圖9-29　慢性腸炎刮痧拔罐部位

㈤盲腸炎（圖9-30）

1.概說：本病為忿怒鬱結，消化不良，或因便秘蓄便之刺激，若有病菌侵入，則易化膿。病前兩、三日便秘或便不爽，小腹右側壓痛且漸漸增劇，運動用力和咳嗽時疼痛益甚，腹脹拒按，右腿屈曲、伸直時疼痛劇烈為本病特徵。同時惡

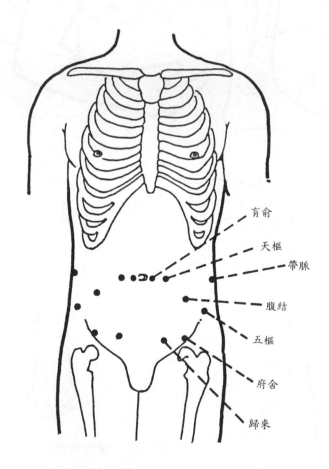

肓俞

天樞

帶脈

腹結

五樞

府舍

歸來

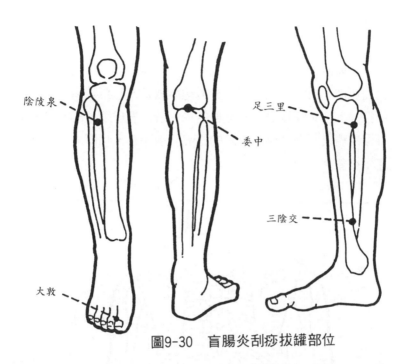

圖9-30　盲腸炎刮痧拔罐部位

寒發熱，舌苔黃厚，有時嘔吐口臭口乾，心煩脈數；慢性者
症狀較輕。治療不善，有併發腹膜炎之危險，急性者應送醫
院治療。

　　2.刮痧與部位：先刮右足三里穴、灸大敦，如症狀不重
當可止痛，休息片刻再刮肓俞、腹結、府舍、帶脈、五樞、
歸來、天應（即患處）。發熱者加刮天樞、委中、三陰交、
陰陵泉。無熱者可以加灸。

　　3.拔罐與部位：足三里、天應。

(宝)打嗝（圖9-31）

1.概說：因胃病致橫膈膜神經發生痙攣而起，一般常於食後發作，有時停時發者，亦有連續數日，甚至數月日夜不停打嗝，病家深以為苦。健康的人一時打嗝毋須擔心。若內科慢性病或頭部外傷所引起的打嗝就須小心，應即刻到醫院詳細檢查。

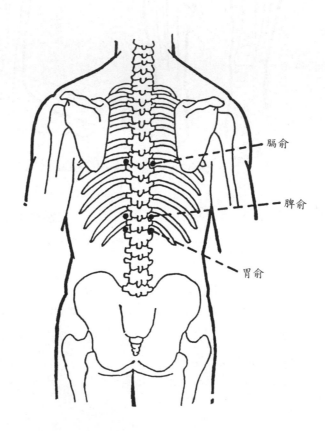

膈俞

脾俞

胃俞

2.刮痧與部位：⑴先刮內關、中脘、天突三穴，如不止嗝，加刮期門、足三里、灸氣海十五壯。背後膈俞、脾俞、胃俞均宜先刮後灸之。⑵刮天鼎、氣舍、巨闕、膈俞、合谷（一般不止的打嗝，都採用此法刮拭）。

3.拔罐與部位：中脘、膈俞、巨闕。

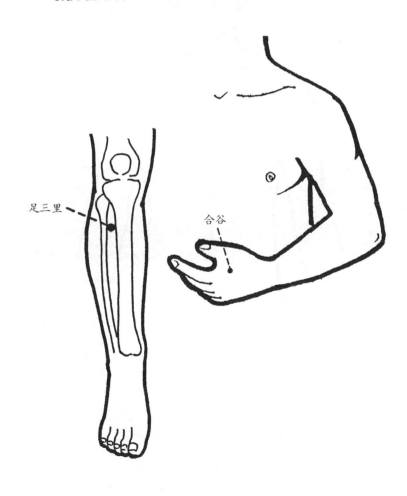

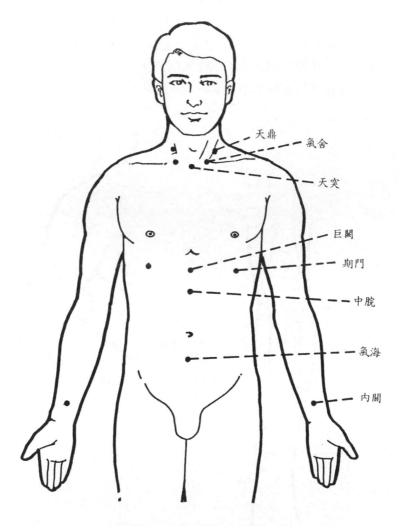

圖9-31 打嗝刮痧拔罐部位

㈡噎嗝（圖9-32）

1.概說：多由憂愁、忿怒、煩悶、躁急而起，嗜好煙酒者易患之。良性者為充血性腫，惡性者為癌腫，年老者多不治。嚥食時，感覺食道中有物阻塞，初期液體食物尚可緩緩通過，中期病勢急遽加深，湯水亦吞嚥困難，胃中覺餓、胸部脹痛、全身瘦削、心跳氣短，若勉強進食忍痛下咽，隨即嘔噎而吐出，並混有粘稠液體。大便乾燥如羊屎，病勢至此，危險已極。

2.刮痧與部位：先刮太淵、內關兩穴，使痠麻直透食道，並以艾灸之，其他背部如有痠痛不舒服處，可刮肝俞、膈俞、肺俞。

3.拔罐與部位：膈俞、膻中。

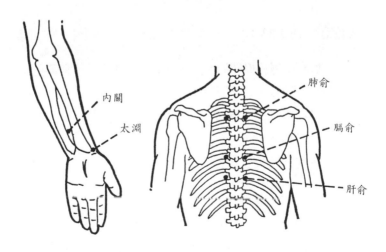

内關
太淵
肺俞
膈俞
肝俞

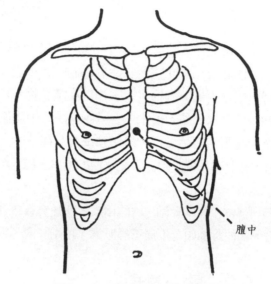

膻中

圖9-32　噎嗝刮痧拔罐部位

㈦便秘（圖9-33）

　　1.概說：屬於慣性的症狀，凡是運動不足、太肥胖的人，先天腸胃蠕動緩慢，都易患便秘。

　　2.刮痧與部位：陽陵泉、中脘、天樞、大巨、脾俞、三焦俞、大腸俞等穴。

　　3.拔罐與部位：陽陵泉、天樞。

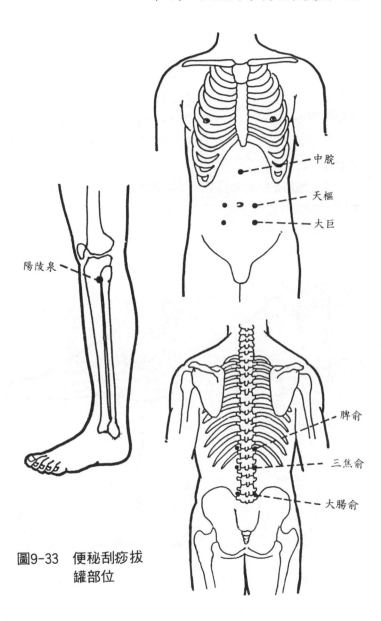

陽陵泉

中脘

天樞

大巨

脾俞

三焦俞

大腸俞

圖9-33　便秘刮痧拔
　　　　罐部位

(六)肛瘻（圖9-34）

1.概說：由於肛隱窩發炎演變成膿瘍，膿瘍潰爛後便形成瘻管。凡是能夠影響直腸部分經常充血或發炎的症狀，如便秘、久站、懷孕、肥胖症等，都可算是致病的原因。

2.刮痧與部位：(1)刮直腸、肛門、淋巴腺以及腎上腺等反射區。(2)八髎穴。

並在刮後多吃水果蔬菜，少吃刺激性的食物，避免久站、久蹲，並保持肛門清潔。

3.拔罐與部位：中髎。

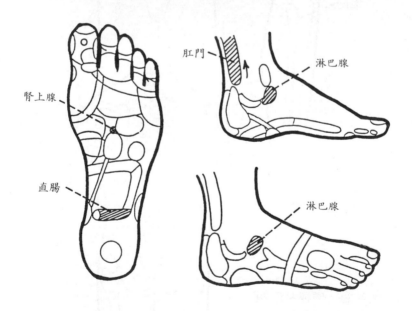

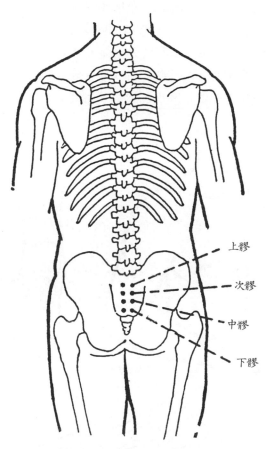

上髎

次髎

中髎

下髎

圖9-34　肛瘻刮痧拔罐部位

⑴腹脹（圖9-35）

1.概說：腹脹是消化不良的現象，胃腸的消化吸收能力低落，便會引起異常的醱酵作用。懼冷、腹脹，而且會有不斷「排氣」的現象，令人感到不適。

2.刮痧與部位：⑴刮拭大腸經，尤須加強二間穴。⑵輕刮手心與腳掌心。⑶膀胱經肝、膽、脾、胃俞。

3.拔罐與部位：肝俞、胃俞、神闕。

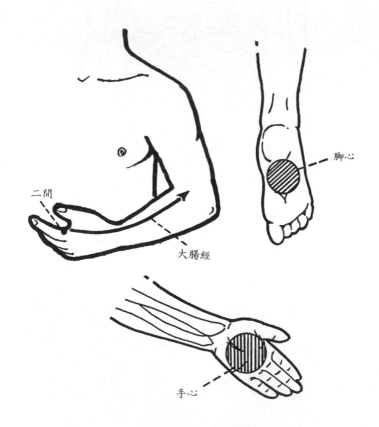

腳心

二間

大腸經

手心

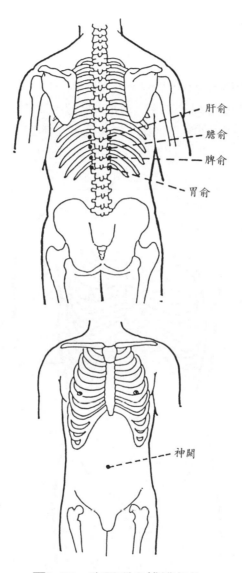

肝俞

膽俞

脾俞

胃俞

神闕

圖9-35 腹脹刮痧拔罐部位

㈤食慾不振（圖9-36）

1.概說：因自律神經失調，或是精神因子的關係影響食
慾，或因疾病引致食慾不振、食慾降低、食不下嚥。覺得食
慾不振時須刮拭背部的脾俞、胃俞及肝俞，配合腹部的中脘、
肓俞，來恢復胃的正常情況，以足三里穴來增加精力，亦即

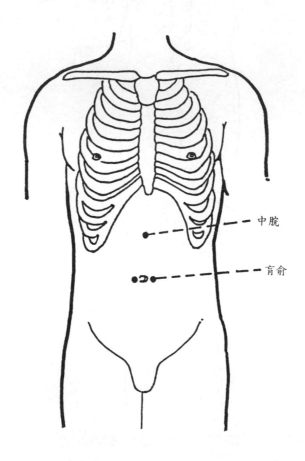

中脘

肓俞

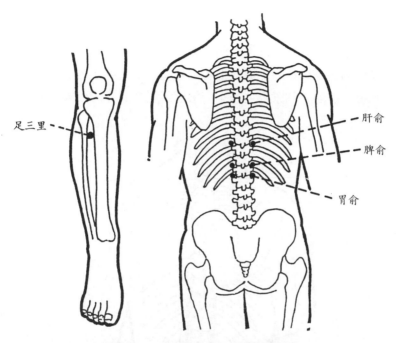

足三里

肝俞

脾俞

胃俞

圖9-36　食慾不振刮痧拔罐部位

提高脾胃的機能，使胃腸的吸收功能變好，那麼就能改善食慾不振。

　　2.刮痧與部位：刮中脘、肓俞、足三里、肝俞、脾俞、胃俞等穴。

　　3.拔罐與部位：中脘、足三里。

㈢肝腎臟之病變（圖9-37）

1.概說：肝、腎臟疾病多數是由於胃腸消化機能不良，及體力透支導致的；部分患者則是受感染而患此病症。初期治療以清熱、利尿為主方；中末期須配合健胃、補氣之法治

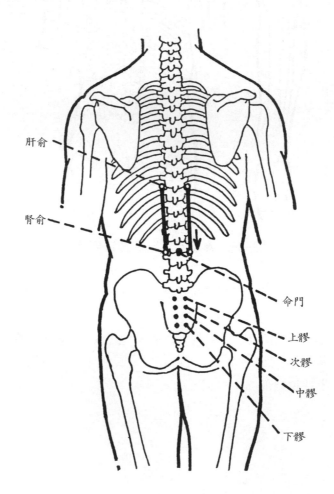

肝俞

腎俞

命門

上膠

次膠

中膠

下膠

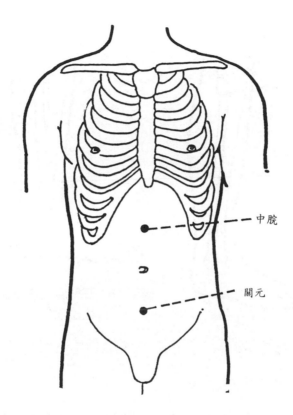

療，忌食生冷寒涼食物。

　　一般慢性肝、腎臟疾病，多因喜寒涼食物損傷胃腸，導致內臟機能氣化緩慢，毛細血管收縮閉塞，阻礙氣血循環，影響內臟功能，水分吸收困難，因而形成各種病症。

　　2.刮痧與部位：肝俞至腎俞、八髎、命門、中脘、關元、陽陵泉、三陰交。

　　3.拔罐與部位：陽陵泉、三陰交、肝俞、腎俞、中髎。

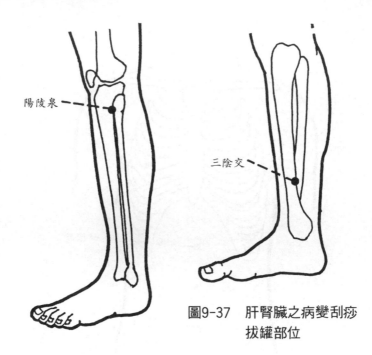

陽陵泉

三陰交

圖9-37　肝腎臟之病變刮痧
　　　　拔罐部位

四、內分泌

㈠新陳代謝症（圖9-38）

　　1.概說：人體需要酵素才能把食物分解成細小的單體，也就是氨基酸，以供吸收。胰臟能產生酵素，經過一個管子流到十二指腸與食糜混合，幫助消化。新陳代謝症就是缺少酵素而造成。因十二指腸緊張或痙攣，限制了胰臟分泌液的輸出。

　　2.刮痧與部位：刮拭百會穴、膈俞至腎俞。

　　3.拔罐與部位：膈俞、腎俞、中脘。

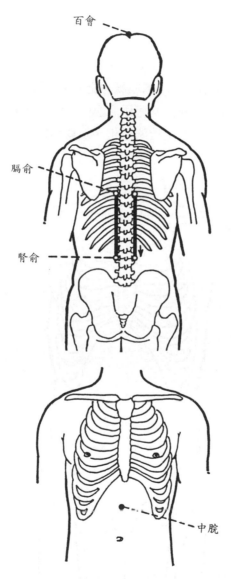

百會

膈俞

腎俞

中脘

圖9-38　新陳代謝症刮痧拔罐部位

㈡糖尿病（圖9-39）

1.概說：糖尿病中醫名消渴症，乃由胰、胃、腎之燥熱所引起。而西醫認為係人體胰臟功能欠佳、胰島素分泌不足，以及血糖代謝不良所致。糖尿病臨床症狀有三多，即多飲、多食、多尿，此外胰臟機能退化、胰島素分泌不足、全身倦

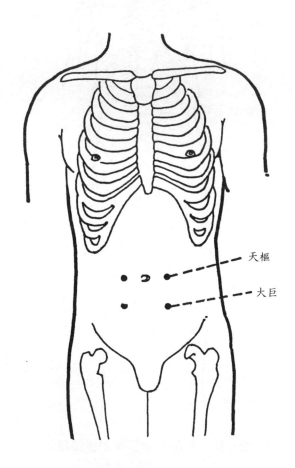

天樞

大巨

怠、口乾舌燥、食慾增加、體重減輕。

　　2.刮痧與部位：依次刮天樞、大巨、風池、天柱、肝俞、脾俞、胃俞、腎俞、陰陵泉、三陰交、足三里各穴。

　　3.拔罐與部位：脾俞、腎俞。

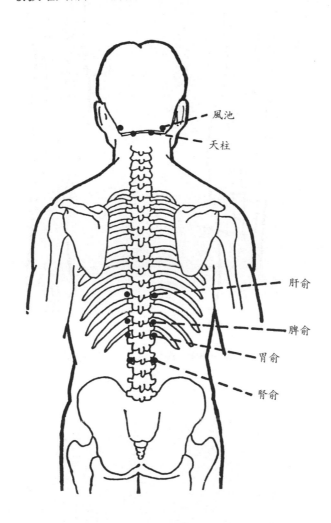

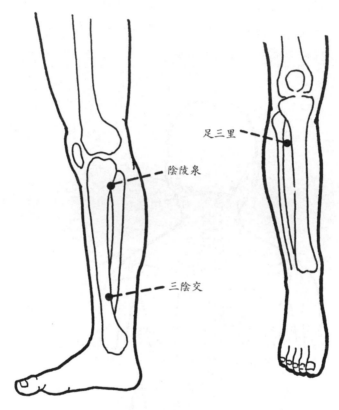

足三里

陰陵泉

三陰交

圖9-39　糖尿病刮痧拔罐部位

㈢甲狀腺機能亢進（圖9-40）

1.概說：由於甲狀腺素分泌過多而患的內分泌代謝疾病。體重減輕、情緒不穩、失眠、心跳加速等。

2.刮痧與部位：先將整個手掌與腳掌刮一遍，然後刮背部脾俞、胃俞。

3.拔罐與部位：脾俞。

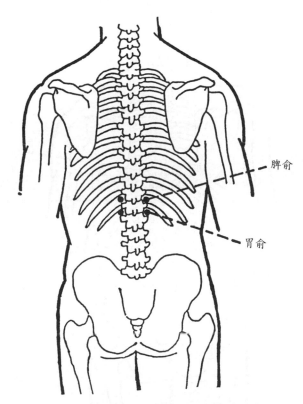

圖9-40　甲狀腺機能亢進刮痧拔罐部位

㈣胰臟炎（圖9-41）

1.概說：由十二指腸功能異常所引起。十二指腸專司吸收，如果不能有效發揮作用，致養分未能充分吸收、胰臟勢須要不停地分泌胰液，胰臟負荷過大，便容易引起病變。在吃飽之後，上腹部一陣急痛，有如胃潰瘍或十二指腸潰瘍一般。在患病部位如穿孔一樣，或者很像膽結石、膽閉塞症等，症狀都很劇烈。這種情形會持續5、6天，注射鎮痛劑也不易

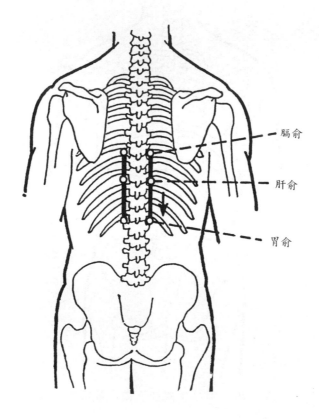

膈俞

肝俞

胃俞

有效。症狀重的人，血壓會降低，因而陷入休克狀態的例子
也很多。慢性胰臟炎有一型和急性胰臟炎的發作情形一樣，
但一般是以急性胰臟炎的情況多。主要的症狀是上腹部劇痛，
有時易被誤診為胃潰瘍或胃炎等。又因胰管分泌的胰液流到
十二指腸時有困難，亦會引起養分吸收障礙。

　　2.刮痧與部位：刮拭膈俞至胃俞、心窩至中脘。

　　3.拔罐與部位：膈俞、肝俞、胃俞。

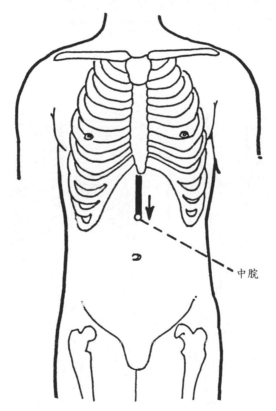

中脘

圖9-41　胰臟炎刮痧拔罐部位

五、泌尿科

㈠膀胱炎（淋痛）（圖9-42）

1.概說：下腹冒寒、外傷、尿蓄積、尿道炎波及，飲用酸敗酒類及細菌侵入所致。急性的症狀有：惡寒發熱、頭痛噁心、小腹疼痛、尿意頻數、小便時劇疼、尿赤紅色，而尿量不變。慢性的諸症輕微，尿色溷濁含膿。

2.刮痧與部位：⑴先刮三陰交、陰陵泉兩穴，疼痛減輕；繼刮關元，腎俞疼痛可止；次灸關元、氣海，往往一、

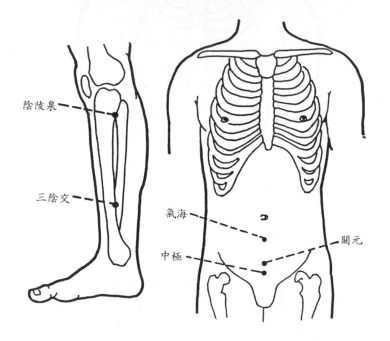

陰陵泉

三陰交

氣海

中極

關元

兩次即痊。未癒時加刮三焦俞、八髎、中極、湧泉等穴。又膀胱結石名為砂淋，亦可如上治療。⑵天寒女性易患膀胱炎，身體保持暖和，再輕輕刮拭。

　　3.拔罐及部位：三陰交、腎俞、中髎。

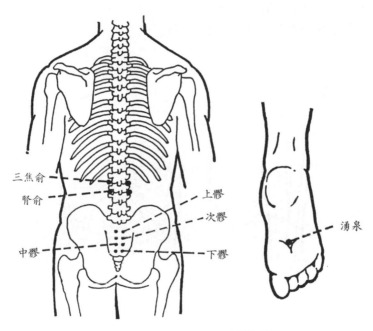

圖9-42　膀胱炎刮痧拔罐部位

(二)陽萎（圖9-43）

1.概說：男性生殖器發育不全、色慾過度、身體衰弱或由於精神恐怖、憂鬱、焦慮等因素所致。

2.刮痧與部位：(1)先刮三陰交、陰陵泉。(2)再刮關元、氣海、腎俞。(3)輕刮百會。

3.拔罐與部位：三陰交、腎俞。

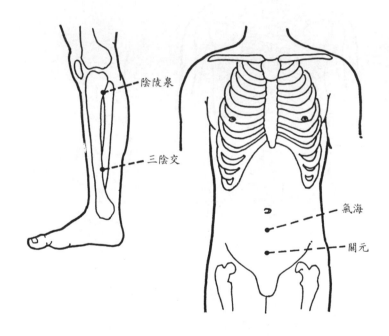

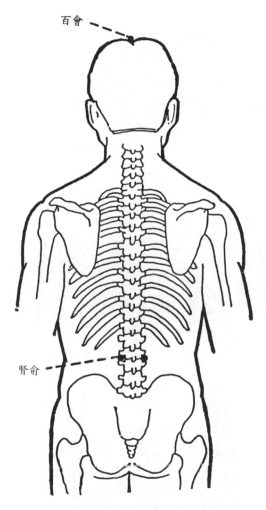

百會

腎俞

圖9-43　陽萎刮痧拔罐部位

㈢攝護腺肥大（圖9-44）

1.概說：攝護腺肥大是中老年男性較易有的疾病，會產生排尿困難，及尿未盡等困擾。

2.刮痧與部位：依次刮肝俞、腎俞、膀胱俞、水分、肓俞、關元、水道、中極、太谿各穴。

3.拔罐與部位：關元、膀胱俞、腎俞。

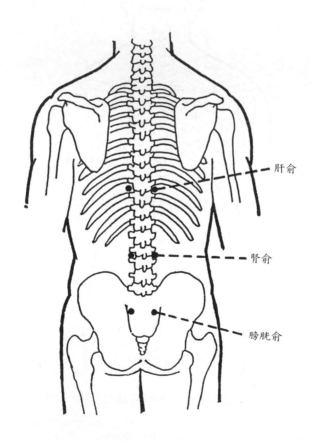

肝俞

腎俞

膀胱俞

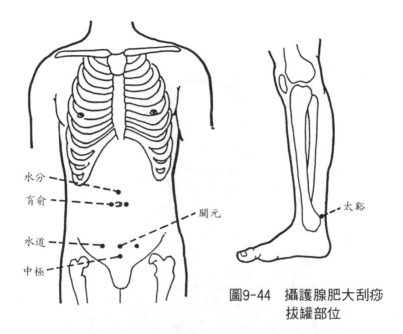

水分

肓俞

水道

中極

關元

太谿

圖9-44　攝護腺肥大刮痧
拔罐部位

六、腎臟

(一)慢性腎臟炎（圖9-45）

　　1.概說：當臉部浮腫、身體常感疲勞、氣力衰弱、便秘
及頻尿等症狀出現，即患了慢性腎臟炎。

　　2.刮痧與部位：順次在百會、肝俞、腎俞、志室、膀胱
俞、築賓、三陰交、太谿、中脘、大巨、合谷刮痧。在腹部
的中極穴刮痧，有利尿作用，亦可抑制頻尿；三陰交可溫暖
腳部，調整全身、血液循環；在築賓刮痧，有解毒的療效。

　　3.拔罐與部位：腎俞、肝俞。

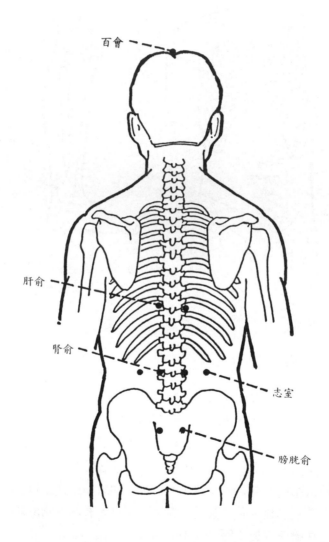

百會

肝俞

腎俞

志室

膀胱俞

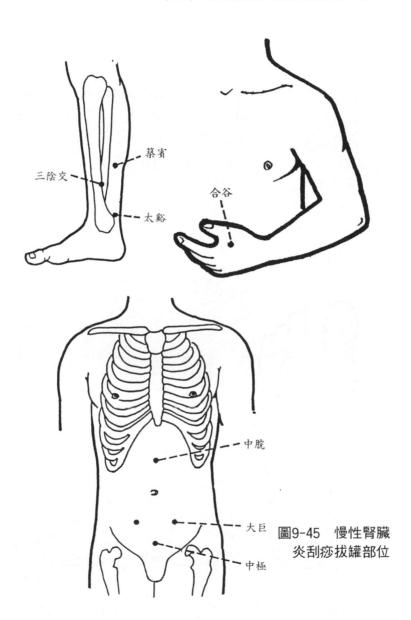

圖9-45　慢性腎臟
炎刮痧拔罐部位

㈡腎盂炎（圖9-46）

1.概說：老年人因尿液停滯或梗阻，膀胱、輸尿管返流等情況，利於細菌停留在泌尿道而發炎；此外，老年人神經系統的疾病、糖尿病和長期臥床，也是誘發腎盂炎的因素。有突然發燒、寒慄、腰部及腹部疼痛、無力、食慾不振、頭重等症狀。並有嘔吐、尿色混濁。輕度時用顯微鏡觀察，重症時用肉眼就可以看出血尿的現象。

2.刮痧與部位：⑴刮腎臟、輸尿管、膀胱等反射區，以增強排泄功能，刮淋巴腺反射區以消炎。⑵刮腎俞至膀胱俞。

3.拔罐與部位：腎俞。

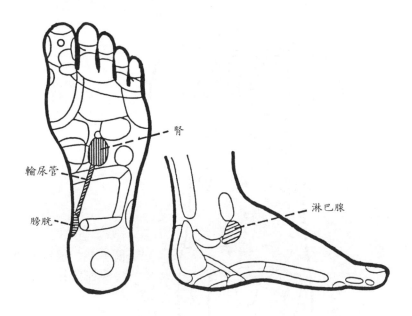

腎

輸尿管

膀胱

淋巴腺

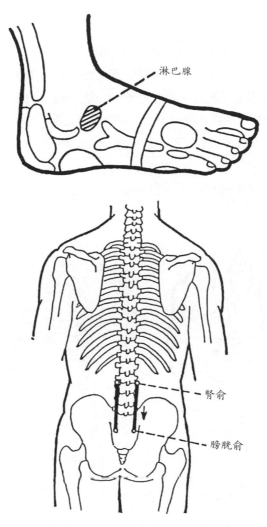

淋巴腺

腎俞

膀胱俞

圖9-46　腎盂炎刮痧拔罐部位

㈢隱睪症（圖9-47）

1.概說：睪丸未降至陰囊內，停留在小腸、鼠蹊等位置，易引起疝氣，嚴重者可能影響生育。

2.刮痧與部位：⑴刮腳底睪丸區、腦下垂體、輸尿管、副腎及腹部反射區。刮痧時要耐心地以強力刺激，且需較長時間治療，約經半個月，才能逐漸恢復正常。⑵輕刮腹股溝。⑶輕刮百會後灸3分鐘以提氣，但不可灸過久，易引起頭暈。⑷刮腎俞、八髎。

3.拔罐與部位：腎俞、中髎。

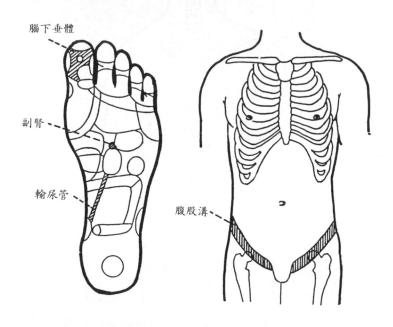

腦下垂體

副腎

輸尿管

腹股溝

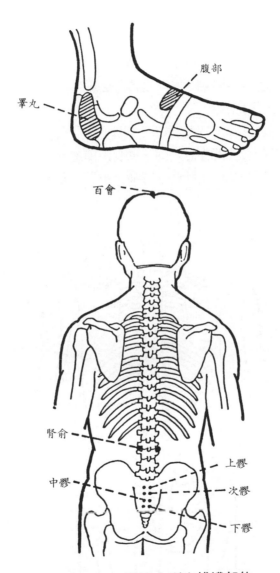

圖9-47　隱睪症刮痧拔罐部位

㈣腎虧（圖9-48）

1.概說：身體過度疲勞引起精神虛弱，或由於心理影響，使得性生活發生問題。腰痠背痛、雙腳無力、精神頹靡或陽萎致房事不如意。

2.刮痧與部位：刮整個手心與腳心、肝俞至腎俞、八髎、關元，並配合注意作息時間、飲食與節慾。

3.拔罐與部位：肝俞、腎俞、中髎、關元。

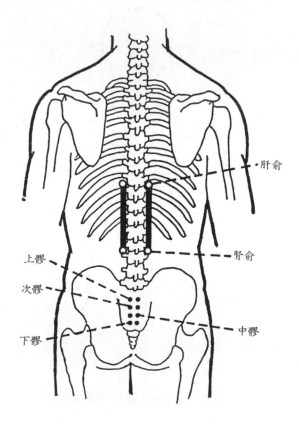

肝俞

上髎

次髎

下髎

腎俞

中髎

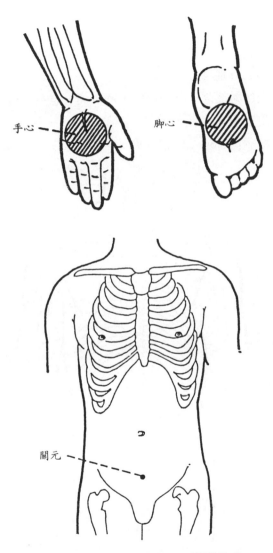

手心

脚心

關元

圖9-48　腎虧刮痧拔罐部位

㈤夜尿症（圖9-49）

　　1.概說：年幼膀胱神經機能不全，或遺傳神經質又怕冷之小兒易患此症。

　　2.刮痧與部位：刮腎俞穴、膀胱俞、志室、關元穴、中極穴、足三里、大敦、太谿、三陰交。

　　3.拔罐與部位：腎俞、關元。

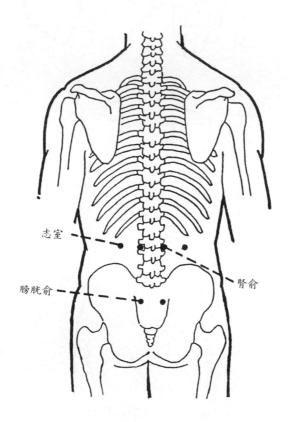

志室

膀胱俞

腎俞

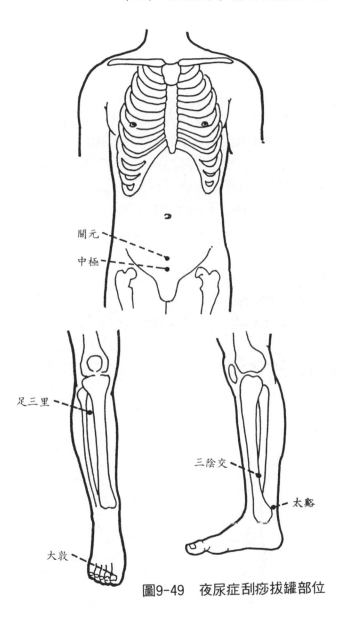

關元

中極

足三里

三陰交

太谿

大敦

圖9-49　夜尿症刮痧拔罐部位

七、婦科

㈠子宮疾病（圖9-50）

1.概說：因荷爾蒙分泌失調，使得排卵情形異常，子宮內膜變厚。子宮是個梨形中空的肌肉器官，以韌帶固定在膀胱和直腸間，子宮虛弱或發炎時，便有不正常的分泌物出現；而韌帶無力會使子宮脫垂、下墜，子宮不正常的增殖亦會產生肌瘤，這些都是子宮的疾病。

2.刮痧與部位：⑴刮子宮、卵巢、腦下垂體、淋巴腺等反射區，加上副甲狀腺做為輔助療區，不僅可以消炎鎮痛，還能消除子宮肌瘤，使分泌正常，增強子宮的生理及生殖能力。⑵肝俞至腎俞。

3.拔罐與部位：肝俞、腎俞。

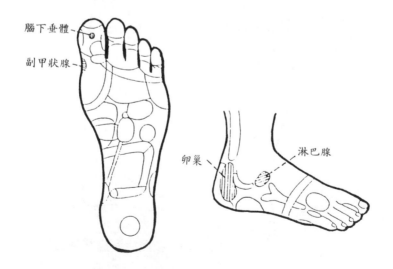

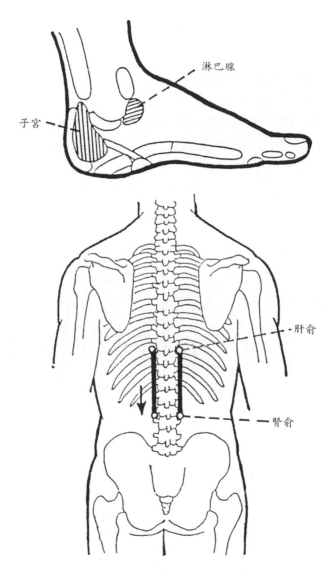

淋巴腺

子宮

肝俞

腎俞

圖9-50　子宮疾病刮痧拔罐部位

㈡經痛（圖9-51）

1.概說：月經前後疼痛、腰背痠痛、月事延遲或有分泌物（俗稱白帶），身體容易疲倦、不耐勞累、子宮發育不全或後屈、子宮肌瘤等病症。

2.刮痧與部位：⑴刮背部、腰部、下腹部（氣海至中極）及雙肩部位。⑵太谿至築賓。

3.拔罐與部位：腎俞。

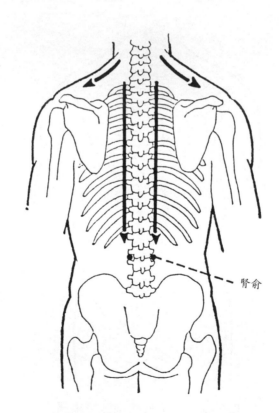

腎俞

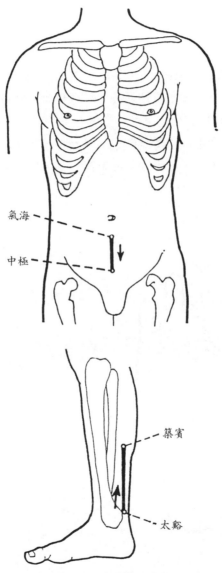

氣海

中極

築賓

太谿

圖9-51　月經痛刮痧拔罐部位

㈢卵巢囊腫（圖9-52）

1.概說：卵巢機能異常，引起子宮內膜障礙，因而堆積廢物於卵巢中。初期會有不正常的出血，以及腹痛（右下腹）、腰痛等症狀。即使是良性囊腫，日久也會惡化成癌症，所以應該小心防範。

2.刮痧與部位：⑴刮卵巢、淋巴腺、副甲狀腺、腦下垂體等反射區為主，以甲狀腺反射區為輔，以增強卵巢功能。⑵刮腎俞。

3.拔罐與部位：腎俞。

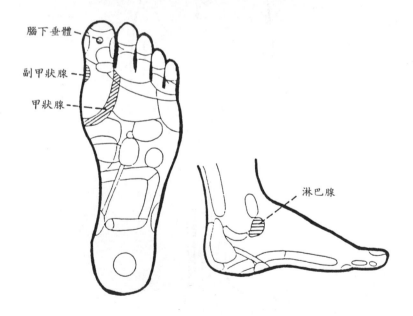

腦下垂體

副甲狀腺

甲狀腺

淋巴腺

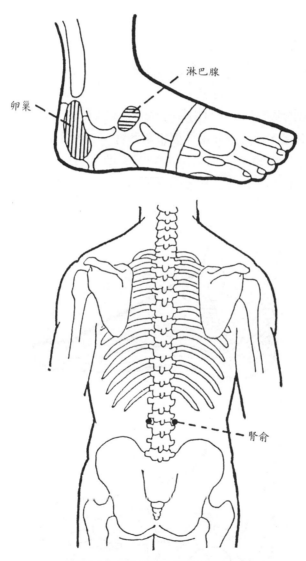

淋巴腺

卵巢

腎俞

圖9-52　卵巢囊腫刮痧拔罐部位

㈣陰道溢液（圖9-53）

1.概說：由病菌侵入陰道而起。分泌物的顏色不正常，呈黃色或血紅色，或分泌物的量過多，引起陰道灼熱，疼痛發癢。

2.刮痧與部位：⑴刮兩腳的陰道、子宮及淋巴腺反射區，能消炎殺菌，使陰道分泌恢復正常狀態。⑵腕骨至小海。⑶三陰交至陰陵泉。

3.拔罐與部位：三陰交、支正。

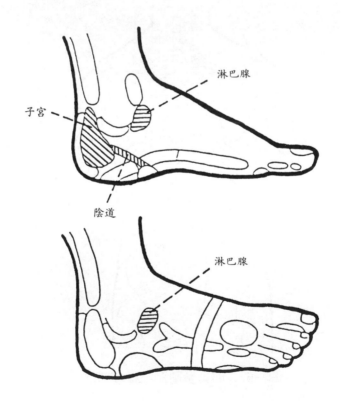

淋巴腺

子宮

陰道

淋巴腺

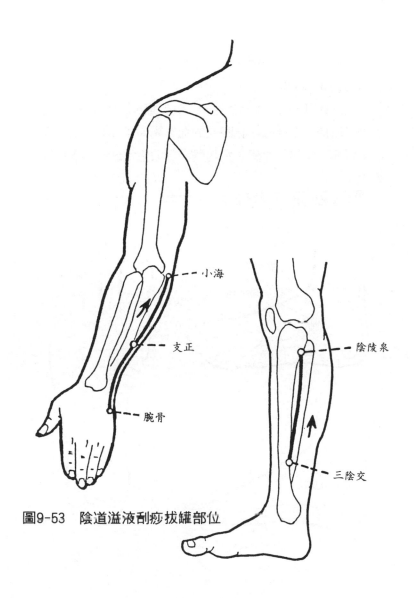

小海

支正

腕骨

陰陵泉

三陰交

圖9-53　陰道溢液刮痧拔罐部位

㈤輸卵管發炎（圖9-54）

　　1.概說：由於病菌感染而引起的腹痛、高燒，嚴重時可能會影響生殖機能。

　　2.刮痧與部位：⑴刮輸卵管、淋巴腺、副甲狀腺反射區，以消炎鎮痛，促進輸卵管四周的血行暢通。⑵腹股溝。⑶脾俞至腎俞。⑷如因性病而引起輸卵管發炎，應該請專科醫生診治。

　　3.拔罐與部位：脾俞。

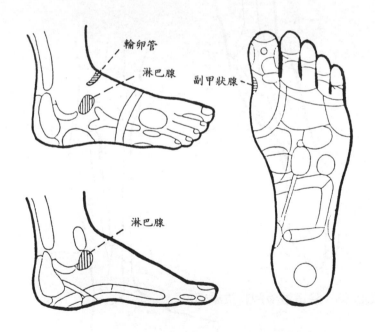

輸卵管
淋巴腺
副甲狀腺
淋巴腺

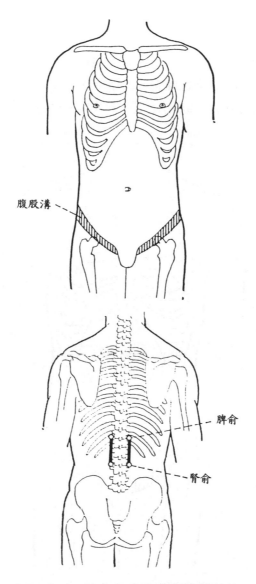

腹股溝

脾俞

腎俞

圖9-54 輸卵管發炎刮痧拔罐部位

㈥赤白帶下（圖9-55）

1.概說：外傷、感冒、子宮內膜炎、膀胱炎、淋病，以及手淫、房勞、惡性腫瘤、蟯蟲均為其主要原因。急性者陰道粘膜潮紅腫痛，局部有熱感，排出膿分泌物呈黃白色粘液，

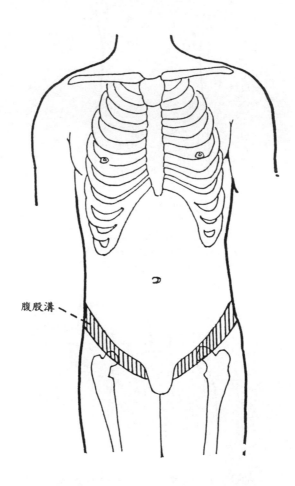

腹股溝

亦有紅白雜下者。經一、兩星期後轉為慢性，帶下愈多、腰痛倦怠、食慾不振、貧血衰弱、影響生育。

　　2.刮痧與部位：腹股溝、肝俞至腎俞、三陰交至陰陵泉。

　　3.拔罐與部位：脾俞、三陰交。

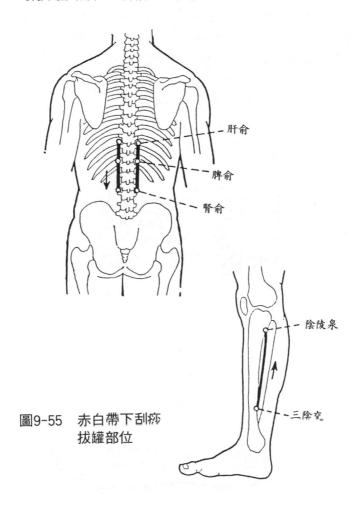

圖9-55　赤白帶下刮痧
　　　　拔罐部位

㈦乳閉（圖9-56）

1.概說：乳腺發育不全，或營養不良、精神受刺激所致。分娩後，乳汁分泌過少或缺乏。

2.刮痧與部位：⑴刮少澤、鳩尾、巨闕、乳根。⑵刮卵巢、子宮、生殖腺、胸部、腦下垂體反射區。⑶刮天宗、膻中。

3.拔罐與部位：天宗、膻中。

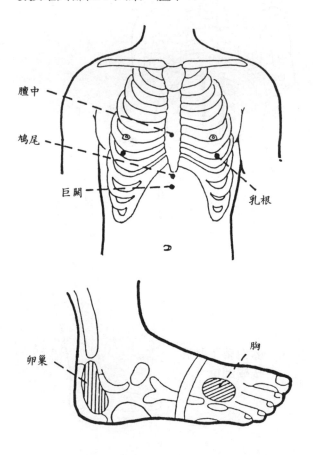

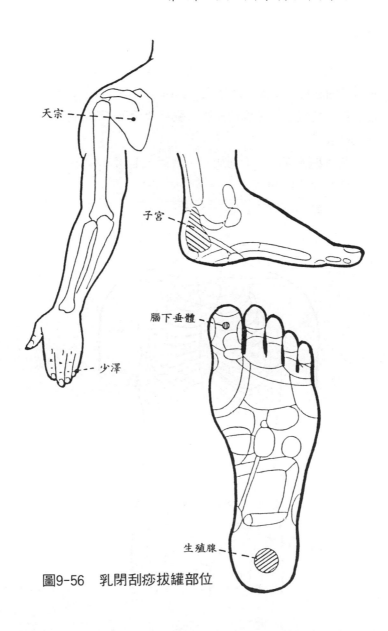

天宗

子宮

少澤

腦下垂體

生殖腺

圖9-56　乳閉刮痧拔罐部位

㈧生理失調（圖9-57）

1.概說：生理失調是女性特有的現象，一般而言，可刮拭腰部的胞肓穴及腹部的大巨穴。中國古代稱此兩穴為治「瘀血之症」的穴道，尤對於頭昏、腳冷等生理不順的症狀，很有功效。

2.刮痧與部位：⑴刮關元、大巨、上髎、胞肓各穴。⑵刮三陰交至陰陵泉。

3.拔罐與部位：三陰交、關元。

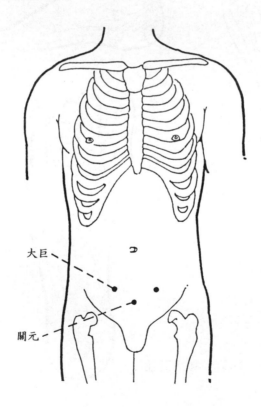

大巨

關元

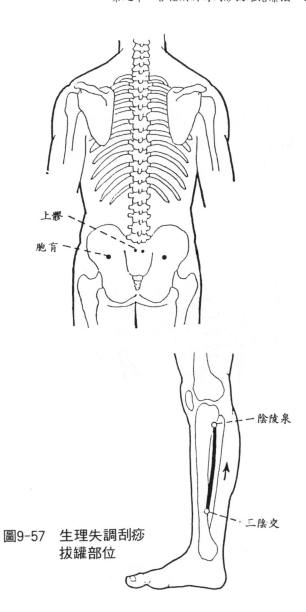

圖9-57　生理失調刮痧
　　　　拔罐部位

㈨更年期障礙（圖9-58）

1.概說：女性因年齡的增加，卵巢機能逐漸減退，荷爾蒙分泌失衡，以致身體出現各種症狀。

2.刮痧與部位：依次刮百會、天柱、肩井、厥陰俞、上髎、胞肓、太谿、膻中、關元各穴。

3.拔罐與部位：肩井、膻中。

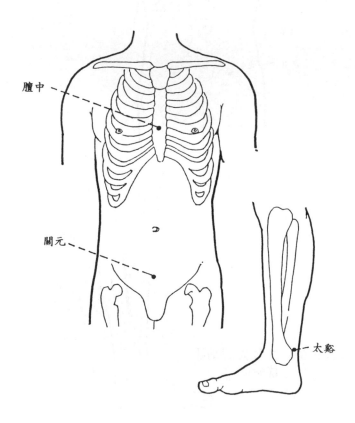

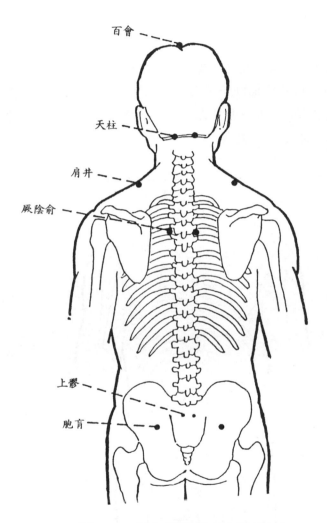

百會
天柱
肩井
厥陰俞
上髎
胞肓

圖9-58　更年期障礙刮痧拔罐部位

㈩不孕症（圖5-59）

1.概說：男性方面的原因：製造精子的機能異常，精子本身的異常，睪丸位置的異常或外傷，睪丸、副睪丸或精管的炎症，以及其他的性交障礙等。女性方面的原因：卵巢製造卵子的情形不良，無排卵現象，卵管的通路受阻使精子和卵子無法結合，子宮有炎症或發育異常等。

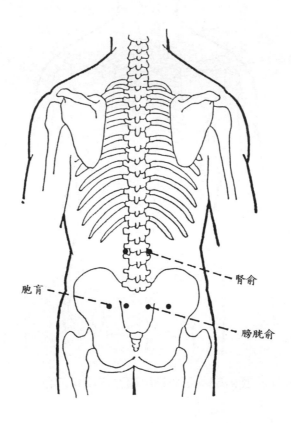

腎俞

胞肓

膀胱俞

　　2.刮痧與部位：依次刮腎俞、胞肓、膀胱俞、關元、中極、三陰交各穴。

　　3.拔罐與部位：腎俞、關元（男）、中極（女）。

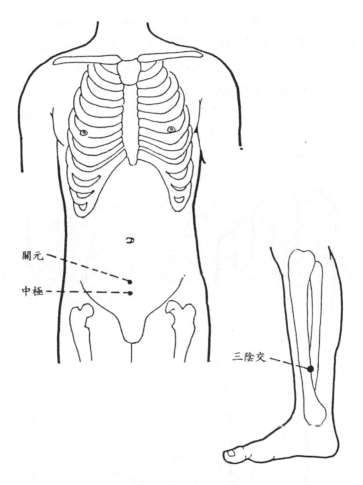

圖9-59　不孕症刮痧拔罐部位

八、眼科

㈠近視（圖9-60）

1.概說：近視的原因很多，如長期在照明不良的地方看書，或長時間使用眼力，眼睛得不到休息。睫狀肌疲勞，眼球的水晶體突起過厚，視覺刺激落入視網膜內部，因此不能看清遠距物品，只好配戴眼鏡矯正。

2.刮痧與部位：⑴刮腎臟、輸尿管、膀胱、眼睛反射區，要持續刮拭才有效。⑵刮肝俞至腎俞。⑶刮陽陵泉。

3.拔罐與部位：肝俞、陽陵泉。

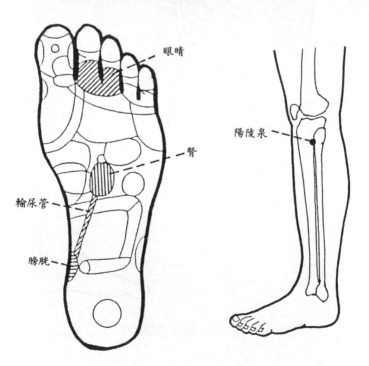

眼睛

腎

輸尿管

膀胱

陽陵泉

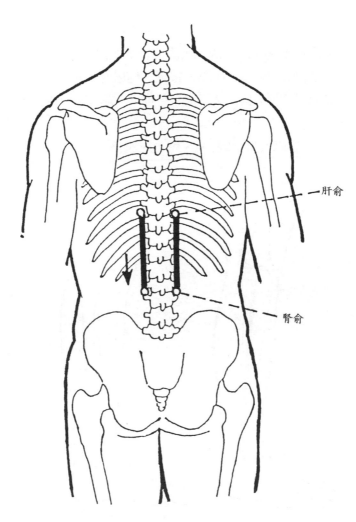

肝俞

腎俞

圖9-60　近視刮痧拔罐部位

㈡青光眼（圖9-61）

1.概說：眼球內的液體循環有障礙，使眼球壓力過高所致。角膜混濁，瞳孔四周出現綠色的光暈，影響視覺。

2.刮痧與部位：⑴刮拭腎臟、輸尿管、膀胱、腎上腺、眼部及頭部反射區。⑵肝俞至腎俞。⑶陽陵泉至外踝尖。⑷後腦。

3.拔罐與部位：肝俞、腎俞、復溜。

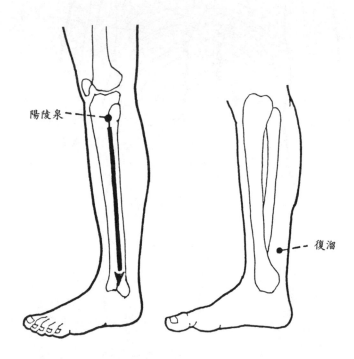

陽陵泉

復溜

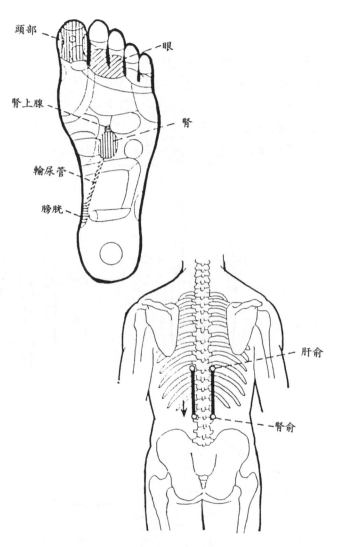

頭部

眼

腎上腺

腎

輸尿管

膀胱

肝俞

腎俞

圖9-61 青光眼刮痧拔罐部位

㈢視網膜炎（圖9-62）

1.概說：由感冒、梅毒、糖尿病、惡性貧血、用眼過度引起。眼底視網膜混濁，視力急遽衰退，有深度近視的人更有失明的危險。

2.刮痧與部位：⑴眉毛。⑵肝俞至腎俞。⑶中封至陰陵泉。⑷陽陵泉。

3.拔罐與部位：陽陵泉、肝俞、腎俞。

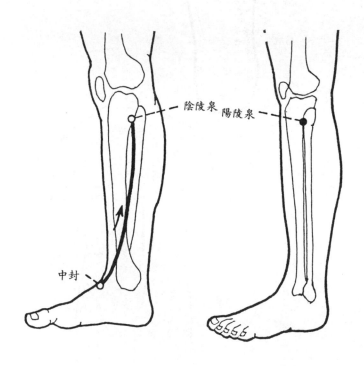

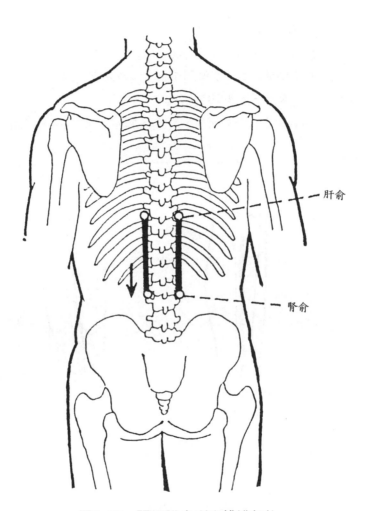

肝俞

腎俞

圖9-62　視網膜炎刮痧拔罐部位

㈣白內障（圖9-63）

1.概說：因眼球內水晶體代謝障礙（混濁），而形成的視力障礙。發病前一、兩年會有肩膀僵硬的前兆。

2.刮痧與部位：⑴風門至腎俞。⑵陽陵泉至外踝尖。⑶中封至陰陵泉。⑷太谿至築賓。

3.拔罐與部位：肺俞、肝俞、腎俞、陽陵泉、復溜。

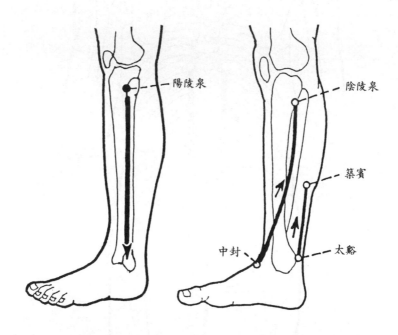

陽陵泉

陰陵泉

築賓

中封　　太谿

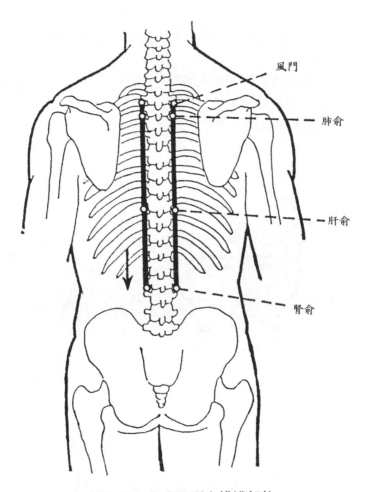

風門

肺俞

肝俞

腎俞

圖9-63　白內障刮痧拔罐部位

(五)眼睛疲勞（圖9-64）

1.概說：工作勞累用眼過度，都會造成眼睛的疲勞。眼睛痠澀、視力不清、頭痛、後頸肌肉痠痛、眼睛痠痛、頭暈目眩、噁心。

2.刮痧與部位：依次刮睛明、攢竹、天柱、風池、肝俞至腎俞、復溜各穴。

3.拔罐與部位：腎俞、肝俞、復溜。

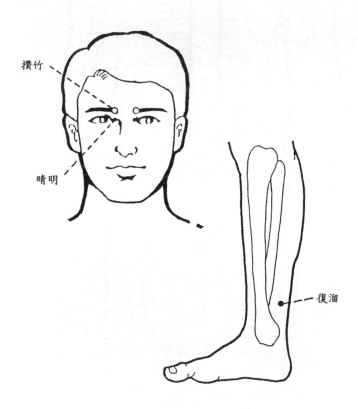

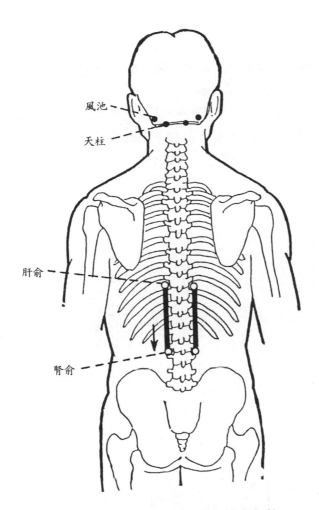

風池

天柱

肝俞

腎俞

圖9-64　眼睛疲勞刮痧拔罐部位

九、皮膚科

㈠腳氣病（圖9-65）

1.概說：缺乏維生素B_1，造成營養不均衡，所以患腳氣病的人宜攝取均衡的營養品。

2.刮痧與部位：依次刮百會、天柱、不容至梁門、期門、水分、水道、風市、筋縮、八髎、地機各穴。

3.拔罐與部位：期門、中髎。

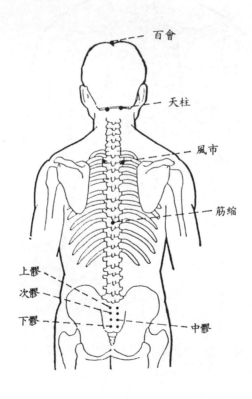

百會

天柱

風市

筋縮

上髎

次髎

下髎

中髎

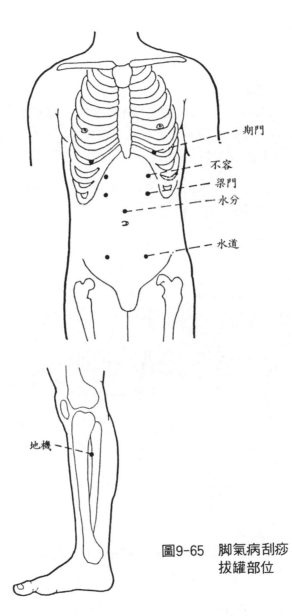

期門

不容

梁門

水分

水道

地機

圖9-65 脚氣病刮痧
拔罐部位

㈡香港腳（圖9-66）

1.概說：足部血液循環不良，腳部溫度較低，黴菌容易附著在腳上繁殖。

2.刮痧與部位：⑴刮腳趾中的第四、第五趾，使血液循環良好，便能治癒。⑵背部三焦俞、腎俞。⑶三陰交。

3.拔罐與部位：三陰交。

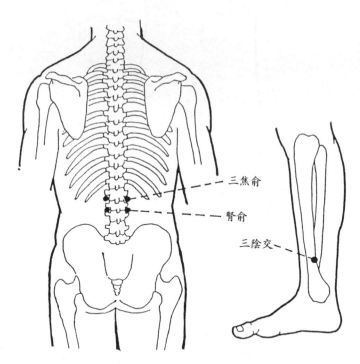

三焦俞

腎俞

三陰交

圖9-66　香港腳刮痧拔罐部位

㈢汗腳（圖9-67）

　　1.概說：胰臟及肝臟功能衰退，脂肪代謝不良。腳部油膩出汗，腳底發粘。

　　2.刮痧與部位：先刮肝俞至胃俞，再刮足心與手心，將刺激傳達內臟，促進體內新陳代謝，腳掌就會變得乾爽。

　　3.拔罐與部位：肝俞、脾俞。

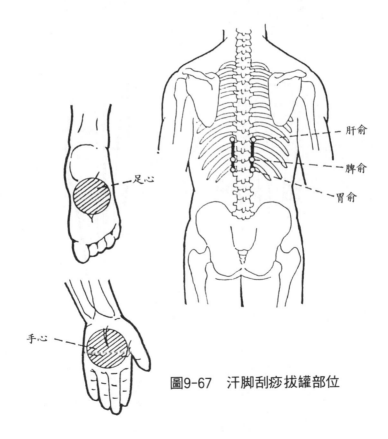

圖9-67　汗腳刮痧拔罐部位

㈣蜂窩組織炎（圖9-68）

1.概說：由化膿性細菌引起的皮下組織炎。皮膚上出現局部紅腫、發燒、全身疲倦、食慾不振、偶爾感到頭痛。嚴重時可能會轉為全身性的化膿性感染。

2.刮痧與部位：⑴刮雙腳內踝周邊，包括太谿與崑崙穴。⑵再刮脾俞至腎俞。

3.拔罐與部位：脾俞、腎俞。

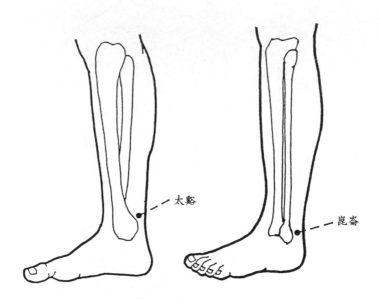

太谿

崑崙

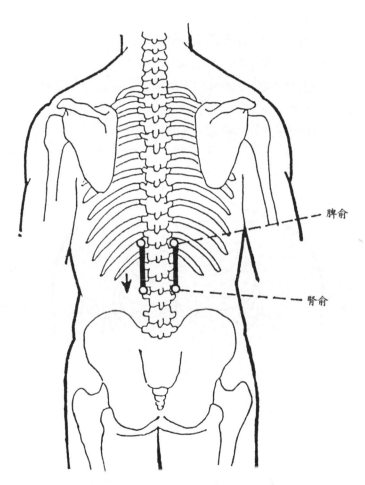

脾俞

腎俞

圖9-68　蜂窩組織炎刮痧拔罐部位

(五)皮膚粗糙（圖9-69）

1.概說：通常食物未完全消化，或內臟製造營養不力，使營養未達全身，皆會使皮膚無法光滑有彈性。肺與大腸主皮毛，肺臟功能也會影響皮膚。

2.刮痧與部位：(1)風門至膈俞。(2)腎俞至大腸俞。(3)心窩、中脘。

3.拔罐與部位：肺俞、中脘、腎俞。

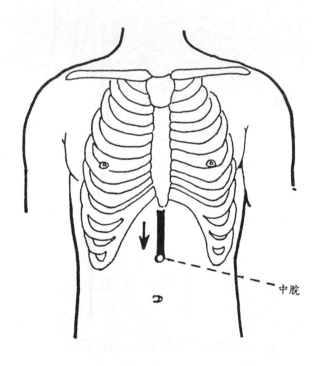

中脘

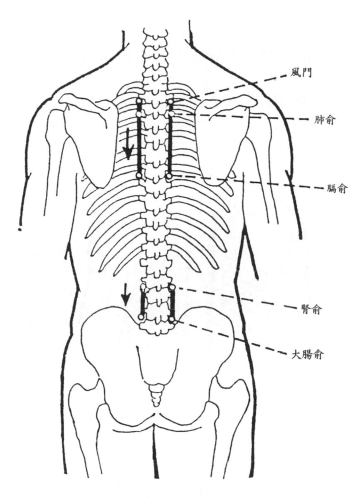

風門

肺俞

膈俞

腎俞

大腸俞

圖9-69 皮膚粗糙刮痧拔罐部位

㈥肌膚老化（圖9-70）

　　1.概說：由於調節荷爾蒙分泌的腎臟功能衰弱，肇致皮膚末梢部位的血行不良。

　　2.刮痧與部位：⑴刮拭風門至腎俞。⑵刮陽池、中脘、關衝等。

　　3.拔罐與部位：腎俞、中脘。

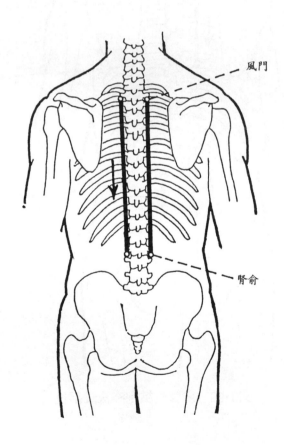

風門

腎俞

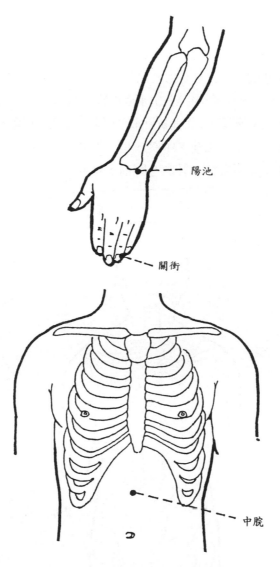

陽池

關衝

中脘

圖9-70　肌膚老化刮痧拔罐部位

(七)溼疹、蕁麻疹（圖9-71）

1.概說：輕微食物與藥物中毒，化粧品、外用藥刺激皮膚所引起的，小部分是由於遺傳而來，如天生的皮膚過敏。全身起紅疹、發癢，甚至長出水痘化膿、結痂、令人痛苦難忍。

2.刮痧與部位：⑴刮拭肝俞至腎俞。⑵刮拭百會、大椎、曲池、手三里、陽池、中脘、足三里各穴。

3.拔罐與部位：肝俞、脾俞、腎俞。

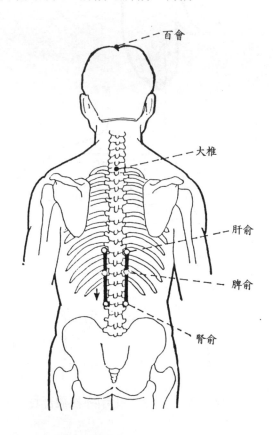

百會

大椎

肝俞

脾俞

腎俞

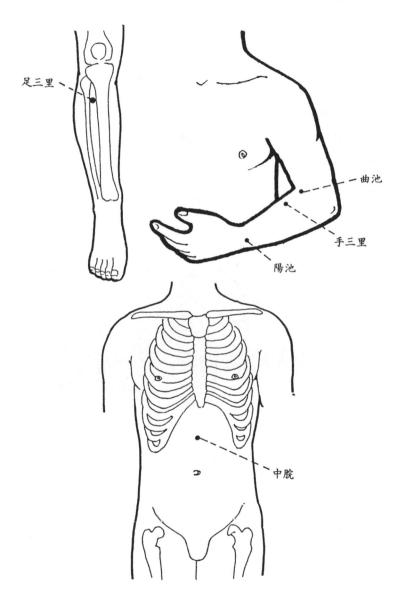

足三里

曲池

手三里

陽池

中脘

圖9-71　溼疹、蕁麻疹刮痧拔罐部位

(八)凍瘡（圖9-72）

1.概說：在冬季及寒冷時，經常接觸水或在外露天工作，及參加登山、溜冰等活動者，本身的體力衰弱，血液循環不良，易有凍傷發生。

2.刮痧與部位：刮三陰交、中脘、天樞、大椎、肺俞至腎俞、大腸俞、陽池、合谷等穴。

3.拔罐與部位：腎俞、天樞。

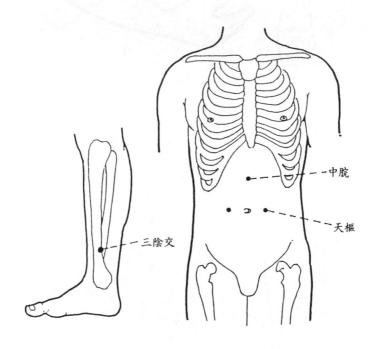

中脘

天樞

三陰交

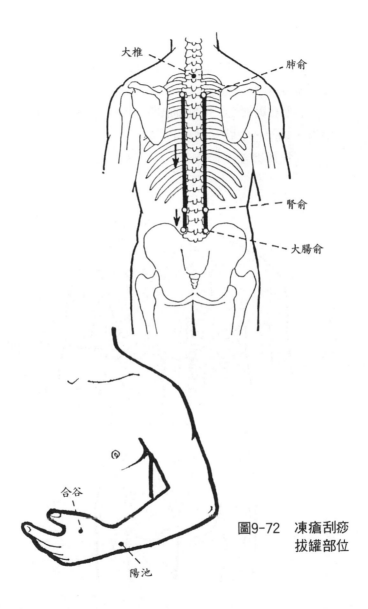

大椎

肺俞

腎俞

大腸俞

合谷

陽池

圖9-72　凍瘡刮痧
　　　　拔罐部位

㈨青春痘（圖9-73）

1.概說：新陳代謝的異常、性荷爾蒙分泌旺盛、皮脂分泌過盛等等。

2.刮痧與部位：依次刮風門、肺俞、肝俞至腎俞、命門、中府、期門、中脘、肓俞各穴。

3.拔罐與部位：肺俞、肝俞、脾俞。

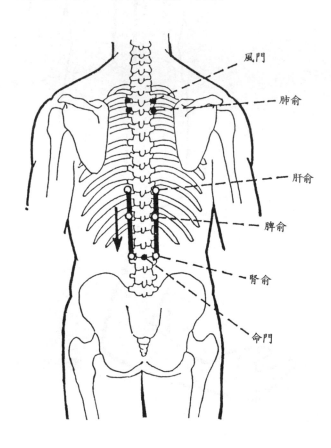

風門

肺俞

肝俞

脾俞

腎俞

命門

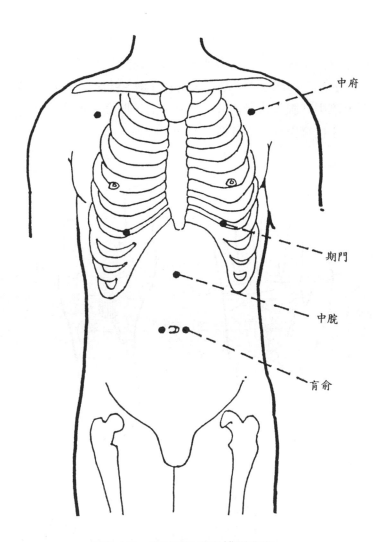

圖9-73 青春痘刮痧拔罐部位

㈩牛皮癬（圖9-74）

1.概說：排泄功能異常、有毒物質不能由腎臟、膀胱、輸尿管排出體外。頭皮屑多、皮膚上常掉碎屑等。

2.刮痧與部位：先刮手、足的腎臟、輸尿管、膀胱、副腎、副甲狀腺等排泄器官，繼刮肺俞、肝俞至腎俞。

3.拔罐與部位：肝俞、腎俞、肺俞。

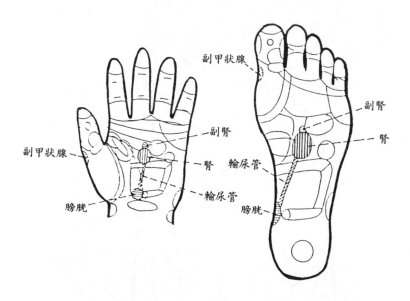

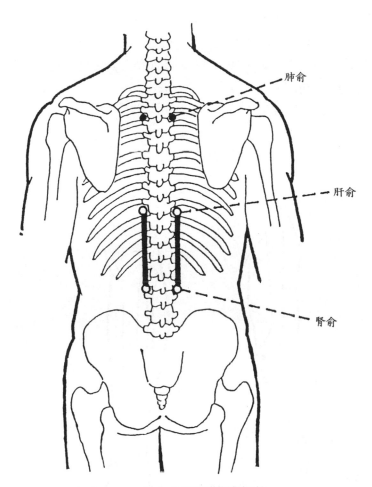

肺俞

肝俞

腎俞

圖9-74 牛皮癬刮痧拔罐部位

㈦狐臭（圖9-75）

1.概說：腋下特殊汗腺機能異常，所分泌的汗惡臭。

2.刮痧與部位：⑴刮拭手小指內側之腋點有卓效。然後以腳背的行間太衝穴為輔助點，多加刮拭。⑵再刮心經與小腸經的五腧穴。

3.拔罐與部位：心俞、小海。

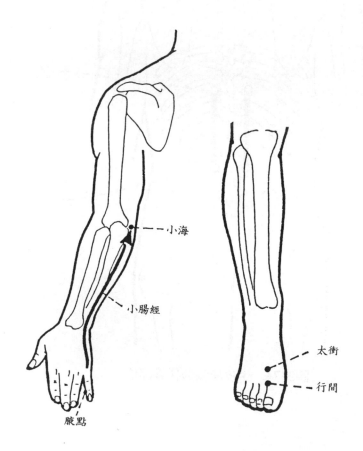

小海

小腸經

腋點

太衝

行間

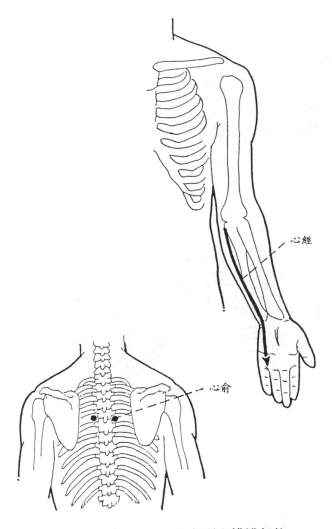

圖9-75 狐臭刮痧拔罐部位

(圭)脫髮症（圖9-76）

1.概說：精神上有壓力，或者本身神經質往往會引起圓形脫髮症，使毛髮落光。

2.刮痧與部位：依次刮中府、中脘、關元、百會、天柱、大椎、肺俞至腎俞、合谷、尺澤至太淵。

3.拔罐與部位：中脘、膈俞。

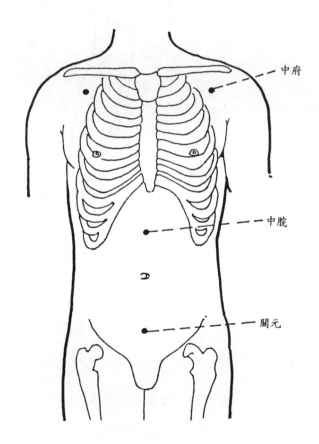

中府

中脘

關元

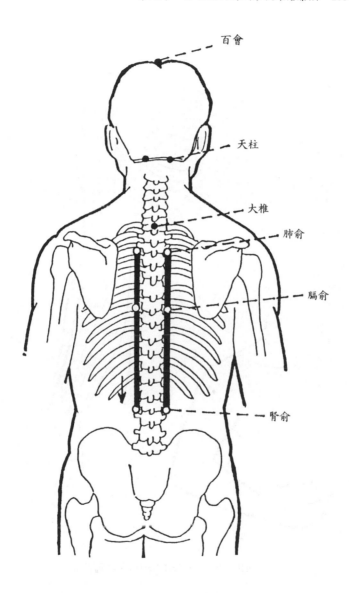

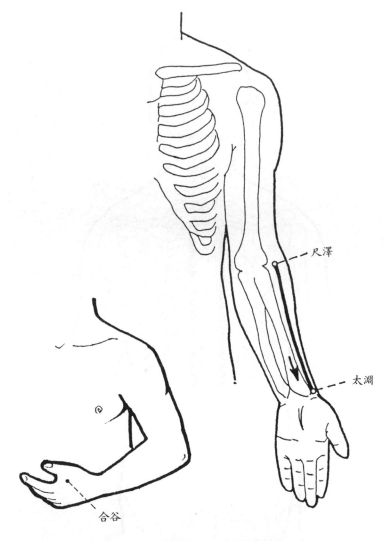

尺澤

太淵

合谷

圖9-76　脱髮症刮痧拔罐部位

十、口腔

㈠牙周病（圖9-77）

1.概說：由於支撐牙齒的牙床，齒槽骨發生疾病，使牙根動搖，病情嚴重時，可能需要拔除全部牙齒。

2.刮痧與部位：首先為改善牙床的血行，使牙床肉結實，故先刮上下顎骨，再刮拭背部肝俞至腎俞，及腎經復溜至築賓。

3.拔罐與部位：復溜、胃俞、腎俞。

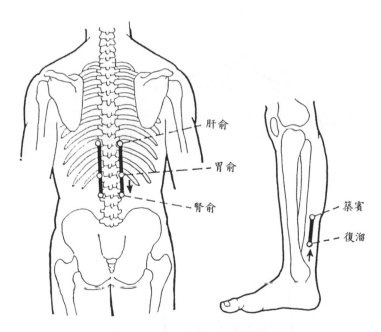

圖9-77　牙周病刮痧拔罐部位

(二)口角炎（圖9-78）

1.概說：口腔發炎或口角糜爛，通常是因胃腸消化不良所引起，而氣候變化，適應不順，也會有此情形。

2.刮痧與部位：順次刮地倉、大椎、膈俞至胃俞、中脘、合谷、天樞、足三里等穴。

3.拔罐與部位：足三里、胃俞。

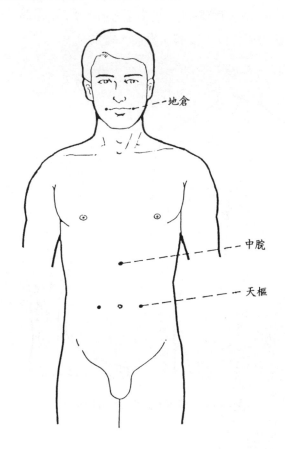

地倉

中脘

天樞

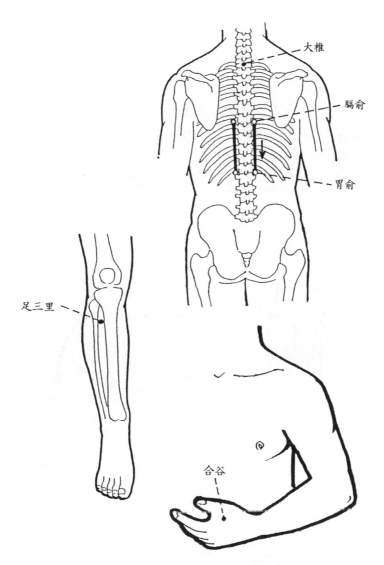

圖9-78　口角炎刮痧拔罐部位

㈢腮腺炎（圖9-79）

1.概說：由病毒感染引起的傳染病，多見於兒童，就是俗稱的「豬頭皮」。常發於春、冬兩季，開始時會頭痛、惡寒發熱，接著腮部腫脹作痛，延及頷下、頸部，每致咀嚼困難，並有口乾、涎少等症。一般約3至7天病勢漸退而癒。唯高熱者會有便秘、昏迷的情形。

2.刮痧與部位：由合谷刮向少商穴，復溜至築賓、風門至肺俞。

3.拔罐與部位：築賓、肺俞。

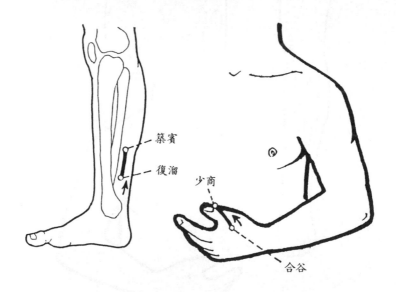

築賓
復溜
少商
合谷

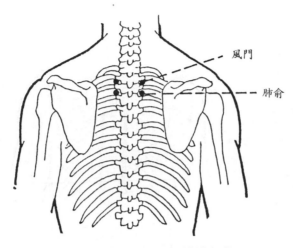

圖9-79　腮腺炎刮痧拔罐部位

㈣口臭（圖9-80）

1.概說：凡口中吐氣有異味時均是。基本病因有兩種：
一是牙齒的疾病，如齒槽膿漏，牙周病所引起；一是胃腸消
化能力不佳，使食物的氣味湧上口中。

2.刮痧與部位：⑴口腔疾病的口臭，將牙齒整修完全即
可消除。⑵胃腸功能異常所引起的口臭，則由背部心俞刮至
胃俞，再刮雙手神門穴。

3.拔罐與部位：心俞。

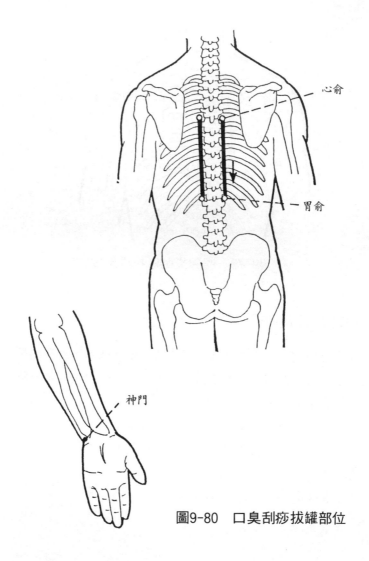

心俞

胃俞

神門

圖9-80　口臭刮痧拔罐部位

㈤味覺障礙（圖9-81）

1.概說：味覺功能失常。有人會覺得食物淡而無味，也有是帶醋酸味，較常見的則是口中常帶苦味。

2.刮痧與部位：刮拭肝俞至胃俞及大拇指根部魚際部位。

3.拔罐與部位：脾俞。

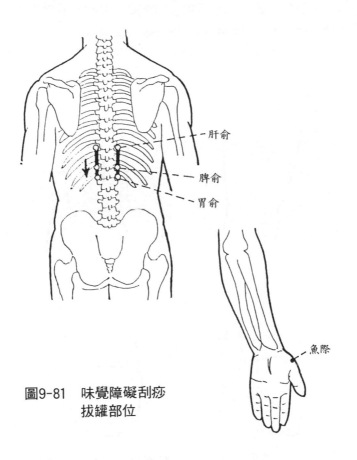

圖9-81　味覺障礙刮痧
　　　　拔罐部位

十一、外科

㈠靜脈曲張（圖9-82）

1.概說：長時間的站立所引起，孕婦由於腹部胎兒的擠壓，使下肢血液循環不順暢。

2.刮痧與部位：⑴刮腳底的腎臟、輸尿管、膀胱、副腎及脊椎等反射區。⑵脾經由三陰交刮至陰陵泉。

3.拔罐與部位：三陰交。

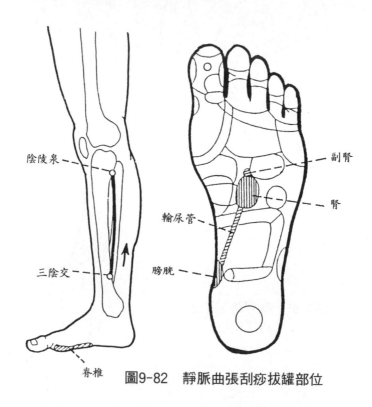

圖9-82 靜脈曲張刮痧拔罐部位

㈡痔瘡（圖9-83）

1.概說：飲酒過量、嗜食辛辣之物，久坐缺乏運動或長期便秘等，皆是引發痔瘡的主要原因。輕者僅有便血現象，稱為腸風，在排便時，會流鮮紅的血液，便畢不久血即停，重者則有脫肛的現象。

2.刮痧與部位：(1)脊中、長強、孔最。對脫肛者加刮百會。(2)加強肺經與大腸經。(3)委中。

3.拔罐與部位：孔最、委中。

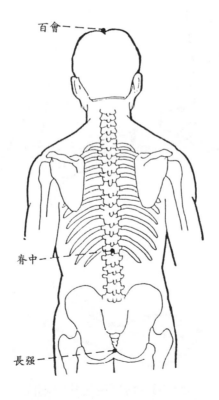

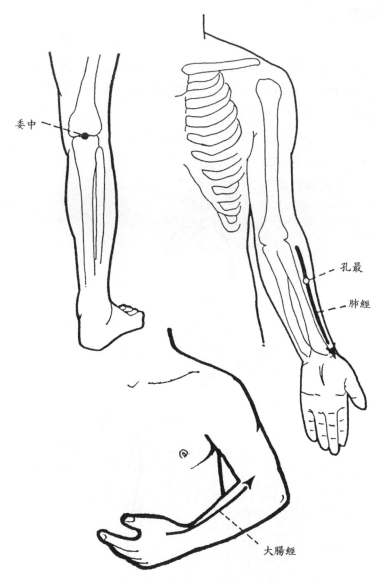

委中

孔最

肺經

大腸經

圖9-83　痔瘡刮痧拔罐部位

㈢雞眼（圖9-84）

1.概說：俗稱腳丁，不屬於瘡癤類，也不是皮膚病，是由於血液不暢引起的。在腳趾、腳掌的部位形成如黃豆般大的硬塊，且在中心位置有一個眼狀的圓珠。

2.刮痧與部位：⑴刮心俞至脾俞，加小腸俞。⑵心經、小腸經。

3.拔罐與部位：小海、心俞、脾俞。

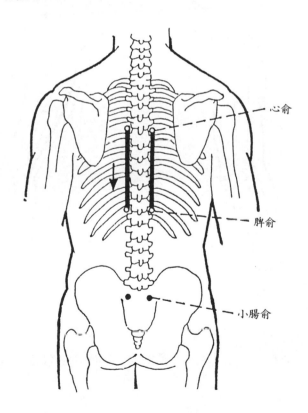

心俞

脾俞

小腸俞

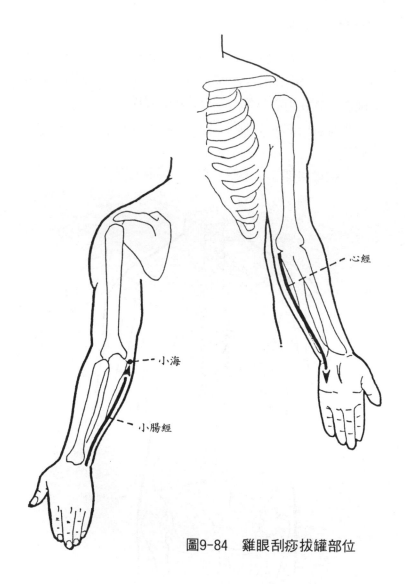

心經

小海

小腸經

圖9-84　雞眼刮痧拔罐部位

十二、骨科

㈠腰痛（圖9-85）

1.概說：腰以下的疼痛，蔓延到大腿前內側時，要在腰部的三焦俞穴、腎俞穴，及腹部的中脘、肓俞做刮痧；如果是大腿後至小腿的疼痛，就要在大腸俞、小腸俞穴；如果腰痛達到腳部時，要在足三里、陰陵泉做刮痧治療。

2.刮痧與部位：中脘、肓俞、陰陵泉、足三里、三焦俞、腎俞、志室、大腸俞、居髎、小腸俞各穴。

3.拔罐與部位：腎俞、足三里。

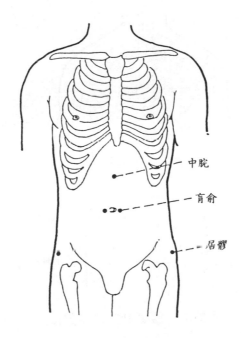

中脘

肓俞

居髎

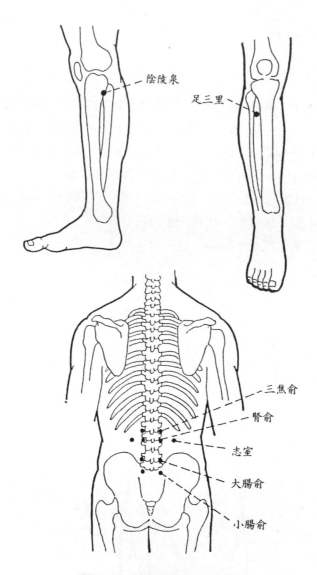

陰陵泉

足三里

三焦俞

腎俞

志室

大腸俞

小腸俞

圖9-85　腰痛刮痧拔罐部位

㈡坐骨神經痛（圖9-86）

1.概說：其疼痛是從腰椎坐骨，經過大腿內側及膝蓋後面，再至小腿肚與腳底，誠可形容為「刻骨銘心」之痛。夜間往往痛苦加劇，患者於仰臥時，股與膝均略作屈曲，行走時亦曲其膝，以趾點地而行，倘伸直腿，則疼痛不已。

2.刮痧與部位：刮三焦俞至膀胱俞、承扶、殷門、委中、承山、陽陵泉、足三里、懸鍾、解谿各穴。

3.拔罐與部位：腎俞、足三里。

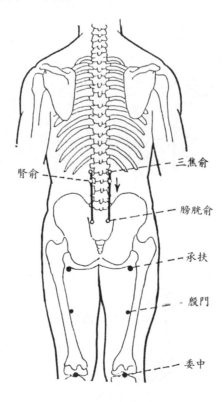

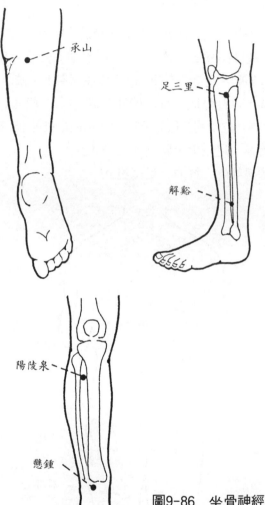

承山

足三里

解谿

陽陵泉

懸鍾

圖9-86　坐骨神經痛刮痧
　　　　拔罐部位

㈢坐骨神經麻痺（痿躄）（圖9-87）

1.概說：受風寒溼氣侵襲為本病主要原因，亦有為神經炎後期傳染病所累及。下腿不能屈曲，上腿向外旋轉困難，足部各種運動機能完全喪失，會有行動障礙。

2.刮痧與部位：刮腎俞、環跳、承扶、委中、三陰交、絕骨等穴，使痿麻自腰部直達足尖，或加灸命門、腎俞、足三里各穴。

3.拔罐與部位：環跳、腎俞。

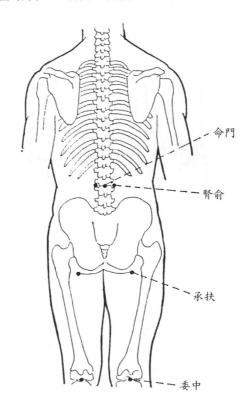

命門

腎俞

承扶

委中

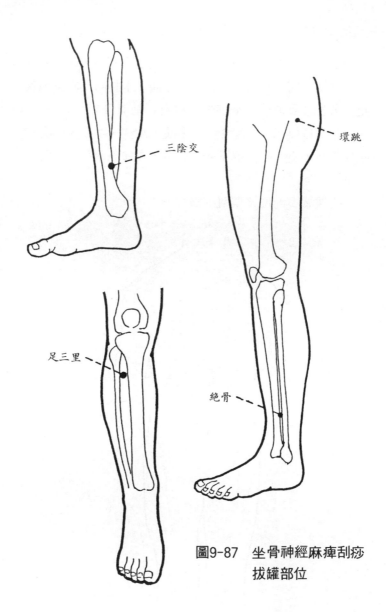

三陰交

環跳

足三里

絕骨

圖9-87　坐骨神經麻痺刮痧
　　　　拔罐部位

㈣腓骨神經麻痺（跛）（圖9-88）

1.概說：因風寒溼氣，或外傷及傳染病所累及。足尖遲緩下垂，不能外展，足及足趾均不能向足背側屈曲，行走時足尖拖地，呈內翻馬足狀，且常將大腿特別提高。

2.刮痧與部位：刮環跳、足三里、委陽、足上廉、絕骨、解谿、崑崙、內庭等穴。

3.拔罐與部位：足三里、絕骨。

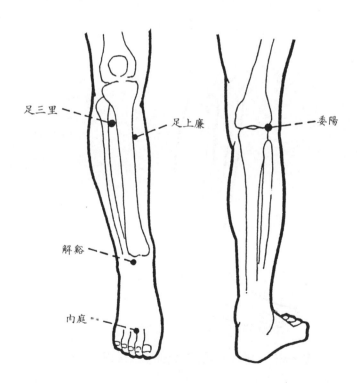

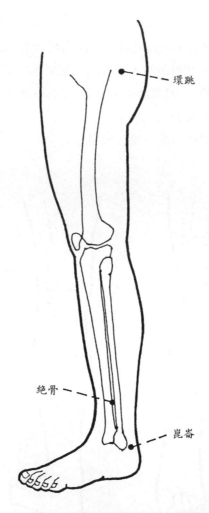

環跳

絕骨

崑崙

圖9-88　腓骨神經麻痺刮痧拔罐部位

㈤髖關節炎（圖9-89）

1.概說：因內臟發炎或骨骼本身異常而引起的。倘情形嚴重，應請專科醫生診治。

2.刮痧與部位：刮拭腎臟、輸尿管、膀胱、腸、胃、腰椎、髖關節和肩關節反射區。同時也要刮髖關節本身，然後多喝開水，以促進體內新陳代謝。

3.拔罐與部位：輕拔天應穴（即患處）。

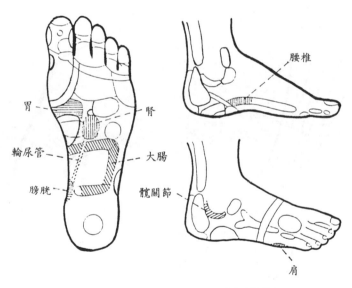

胃　　　　　　　腎
輸尿管　　　　　大腸
膀胱　　　　　　髖關節
腰椎
肩

圖9-89　髖關節炎刮痧拔罐部位

㈥肋肌痛（胸脇痛）（圖9-90）

1.概說：過勞、感受風寒潮溼及外傷所致。疼痛發生於大小胸肌及肋間肌，呼吸咳嗽及噴嚏時更甚。與肋間神經痛之區別為前者患部皮膚常發生過敏，本病則無此現象。

2.刮痧與部位：刮合谷、間使、支溝、期門、章門、陽陵泉、竅陰、天應等穴可癒。

3.拔罐與部位：陽陵泉、天應穴。

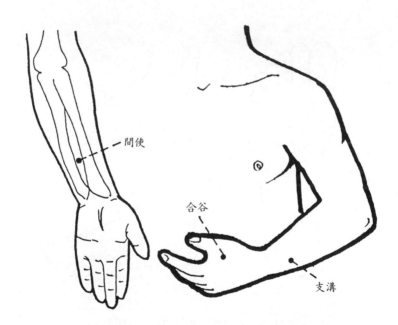

間使

合谷

支溝

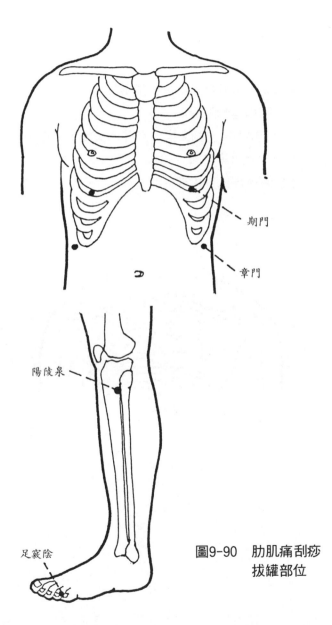

期門

章門

陽陵泉

足竅陰

圖9-90　肋肌痛刮痧
拔罐部位

㈦尺骨神經麻痺（圖9-91）

1.概說：除外傷外，以感受風寒溼氣為主因。手臂不能向尺側屈曲，亦不能充分向掌側屈曲，小指完全不能屈曲，第三及第四指運動障礙。

2.刮痧與部位：刮大椎、肩井、少海、支正、神門、腕骨、中渚、液門等穴。

3.拔罐與部位：大椎。

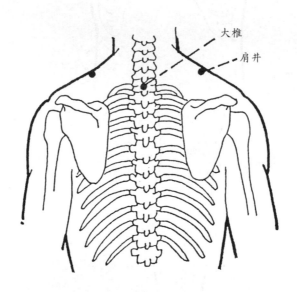

大椎

肩井

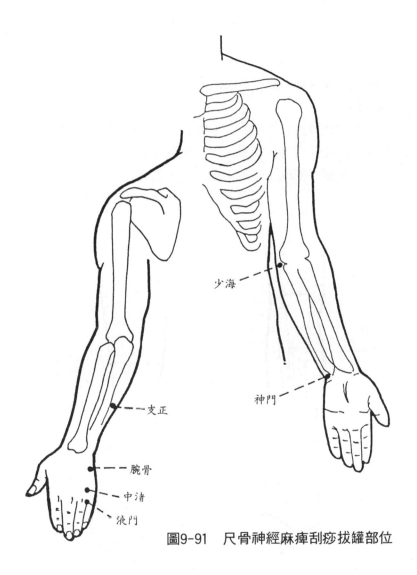

少海

神門

支正

腕骨

中渚

浚門

圖9-91　尺骨神經麻痺刮痧拔罐部位

(八)膝痛（圖9-92）

1.概說：膝關節痛是中老年人最易罹患的疾病，也是膝關節老化的現象。所以勿勉強做運動，要安靜休養。同時盡量保溫。

2.刮痧與部位：刮委中、承山、曲泉、委陽、湧泉、三陰交、梁丘、血海、犢鼻、足三里各穴。

3.拔罐與部位：血海、足三里、天應穴。

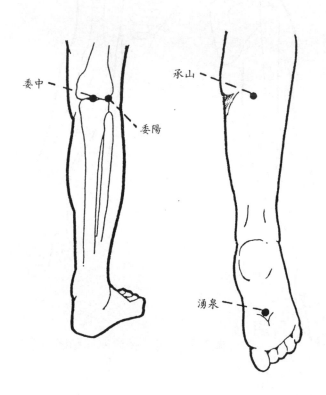

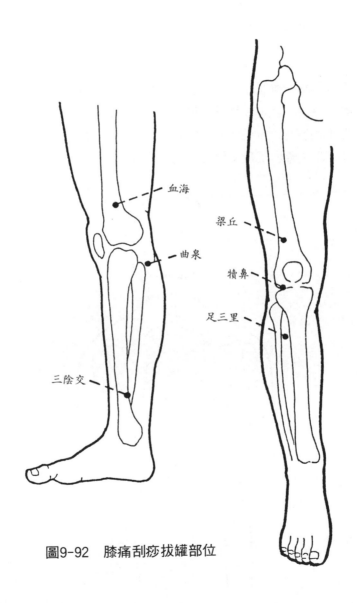

血海

梁丘

曲泉

犢鼻

足三里

三陰交

圖9-92　膝痛刮痧拔罐部位

㈨慢性風溼關節炎（圖9-93）

1.概說：居處多溼，常患此症。

2.刮痧與部位：刮天柱、肩髎、陽池、肝俞、脾俞、腎俞、委中、巨闕、尺澤、關元、大陵。背部的肝俞穴、脾俞穴可改善身體的情形，巨闕穴能防治發燒及疼痛所引起的失眠。

3.拔罐與部位：腎俞、天應穴。

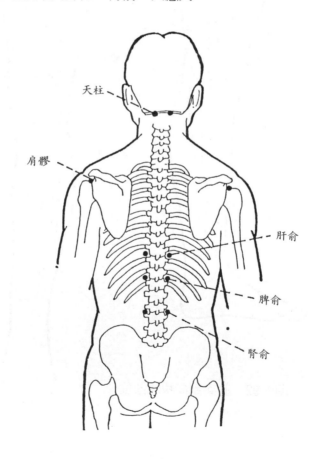

天柱

肩髎

肝俞

脾俞

腎俞

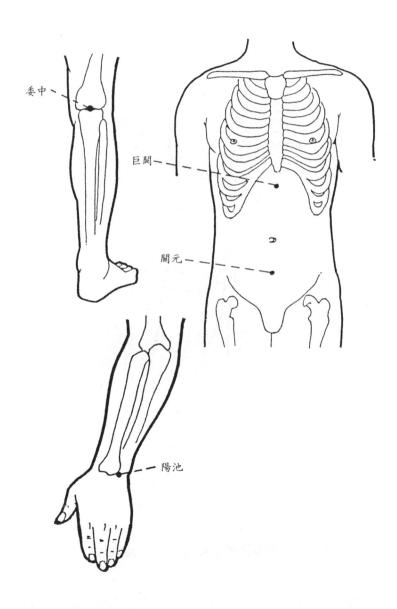

委中

巨闕

關元

陽池

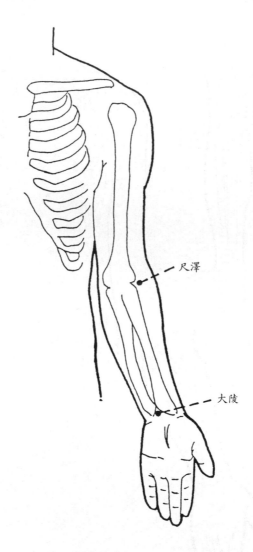

尺澤

大陵

圖9-93　慢性風溼關節炎刮痧拔罐部位

㈩類風溼關節炎（慢性關節炎）（圖9-94）

　　1.概說：本病多發於老年及更年期之婦女，多由體虛感受風寒潮溼、代謝障礙所致、或由急性關節炎轉成慢性者。本病易發於手指、足趾及腕部等小關節，初發時關節內有摩擦所生之格格響聲，繼則關節強硬疼痛、夜晚時疼痛加劇，為游走性。唯於另一關節發病時，其原發關節仍有症狀存在，此與急性關節炎相異。病之關節呈紡綞狀腫脹，晚期關節周圍肌肉萎縮，使關節呈屈曲狀牽縮，運動機能完全喪失，故

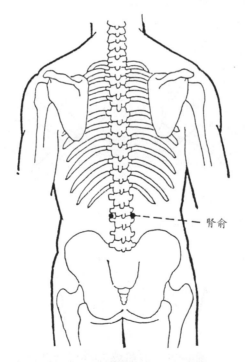

腎俞

圖9-94　類風溼關節炎刮痧拔罐部位

又名變形性關節炎，往往久病不癒。其發生於膝關節者，因日久膝蓋腫大而上下腿部肌肉萎縮有如鶴之膝，俗稱鶴膝風症。

2.刮痧與部位：同前節風溼關節炎治法。

3.拔罐與部位：腎俞、天應穴。

(土)背肌痛（背痛）（圖9-95）

1.概說：本病以感冒風寒溼氣為主要原因，寒冷時患者較多。背部肌肉壓之激痛。

2.刮痧與部位：刮拭肩中俞、肩外俞、肩井、大杼、風門、肺俞、厥陰俞、心俞、膈俞、附分、魄戶、膏肓、神堂、譩譆、膈關、魂門、曲垣、秉風等穴。

3.拔罐與部位：天應穴。

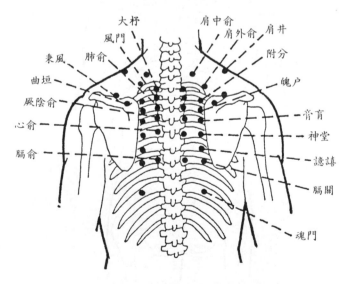

圖9-95　背肌痛刮痧拔罐部位

㈢肩膊神經痛（肩痛）（圖9-96）

1.概說：勞動過度，復受風寒所襲，為本病主要原因。肩膊痛如灼燒，細分之為尺骨神經痛、橈骨神經痛及正中神經痛，自手腕至肩頸之神經痛皆屬之。

2.刮痧與部位：手臂痛則刮肩髃、曲池、手三里、合谷、曲澤、間使、中渚、支正、腕骨、後谿。肩胛痛則刮大杼、肩中俞、肩井、曲垣。肩背痛則刮肩井、肩髃、曲垣、肩髎、肩貞各穴。

3.拔罐與部位：天應穴。

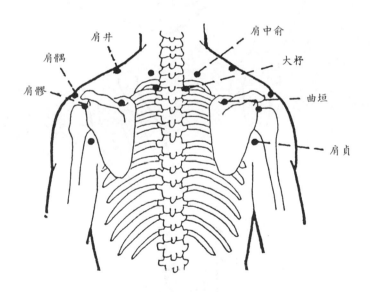

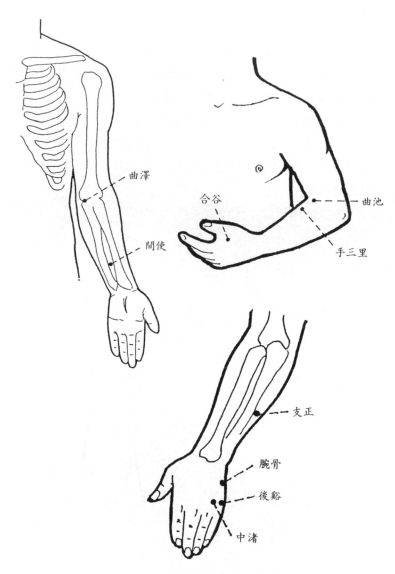

曲澤

間使

合谷

曲池

手三里

支正

腕骨

後谿

中渚

圖9-96　肩膊神經痛刮痧拔罐部位

(圭)五十肩（圖9-97）

1.概說：當肩膀周圍常常發痛，手臂也不能大幅擺動時，就是患了五十肩。

2.刮痧與部位：依次刮前胸雲門、中府，與頸背風池、天柱、天髎、肩髃、天宗、腎俞各穴。

3.拔罐與部位：中府、肩髃、天宗。

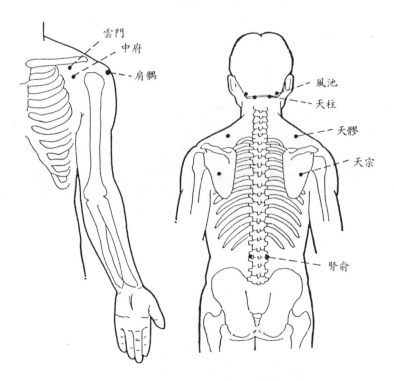

雲門
中府
肩髃
風池
天柱
天髎
天宗
腎俞

圖9-97　五十肩刮痧拔罐部位

(圭)肩頸僵硬（圖9-98）

1.概說：經常採前屈姿勢工作的人，從脖子後面到肩膀前端，或肩胛骨四周及背部，最容易感覺痠痛，久之就變成僵硬。

2.刮痧與部位：依次刮天柱、風池、肩井、肺俞、膏肓、肝俞、大腸俞等穴。

3.拔罐與部位：肩井、膏肓。

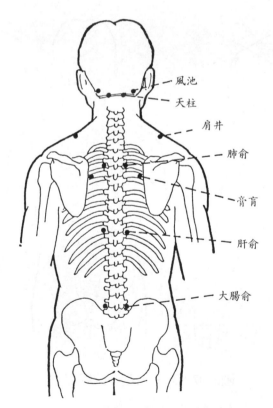

風池
天柱
肩井
肺俞
膏肓
肝俞
大腸俞

圖9-98 肩頸僵硬刮痧拔罐部位

㈢頸肌痛（落枕）（圖9-99）

1.概說：睡覺時枕墊過高，頸肌過度疲勞，偶受風寒，發病時，每於早晨起床時發覺。僧帽肌及胸鎖乳突肌發生疼痛，頭傾向患側，故又名斜頸。

2.刮痧與部位：先刮患側之風池穴，繼刮大椎、肩井、肩貞、外關、懸鍾、天應等穴，當可止痛，一、兩次可以痊癒。

3.拔罐與部位：大椎、天應穴。

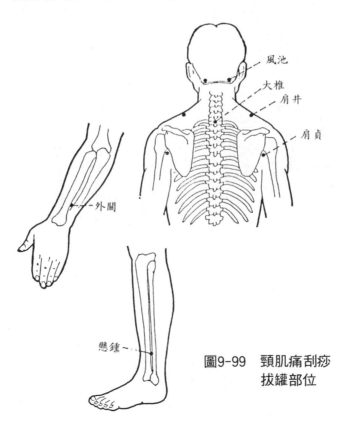

圖9-99 頸肌痛刮痧
拔罐部位

(宍)下肢倦怠感（圖9-100之 ）

1.概說：現代人因常乘車少步行，以致下肢易有倦怠感，甚至腰痛。

2.刮痧與部位：刮委中、承山、湧泉、三陰交、足三里、解谿、三焦俞、腎俞、居髎、大腸俞、殷門、天樞、大巨各穴。

3.拔罐與部位：足三里、腎俞。

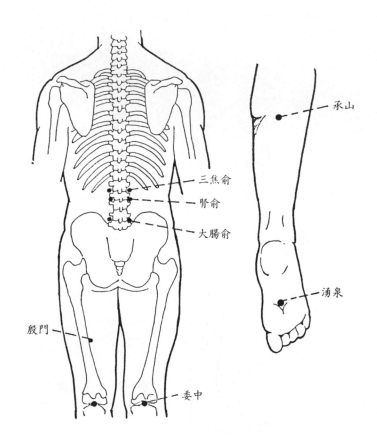

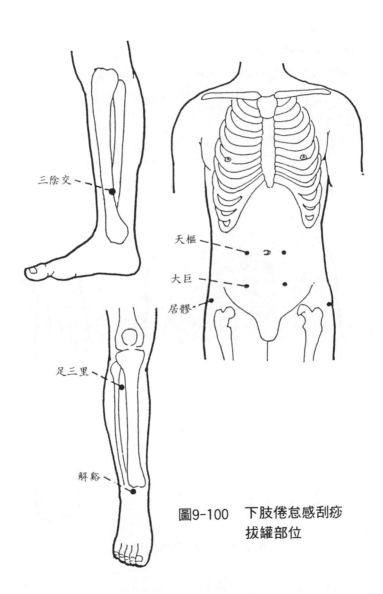

三陰交

天樞

大巨

居髎

足三里

解谿

圖9-100　下肢倦怠感刮痧
拔罐部位

㈦閃腰（圖9-101）

1.概說：這種經驗在三十歲以後容易發生。此症的刮痧治療，可先輕刮痛處，有緩解疼痛的功效，但切忌用力，並且要等激烈的疼痛消失之後，才可以進行拔罐。

2.刮痧與部位：順次刮命門、腎俞、陽關、大腸俞、關元俞、解谿穴。

3.拔罐與部位：天應穴。

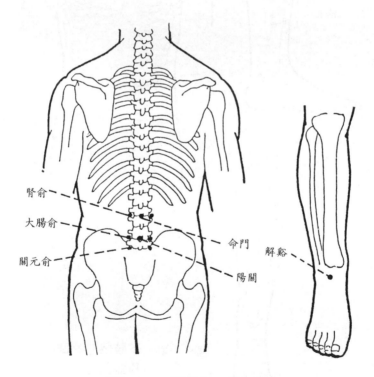

腎俞

大腸俞

關元俞

命門

陽關

解谿

圖9-101　閃腰刮痧拔罐部位

㈥痛風（圖9-102）

　　1.概說：血液中的尿酸增加，積存在關節處，因而引起疼痛。基本上，除了刮痧治療外，更要避免肉食，保持規律的生活和充分的睡眠，同時勿運動過度。

　　2.刮痧與部位：刮巨闕、中脘、肓俞、心俞、膈俞、腎俞、志室、三陰交、太谿、足三里各穴。

　　3.拔罐與部位：腎俞、三陰交。

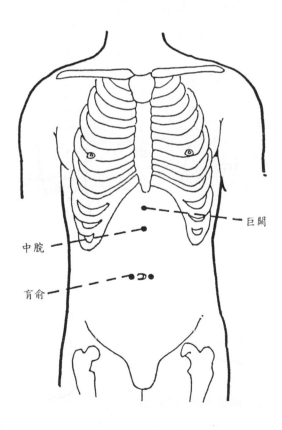

巨闕

中脘

肓俞

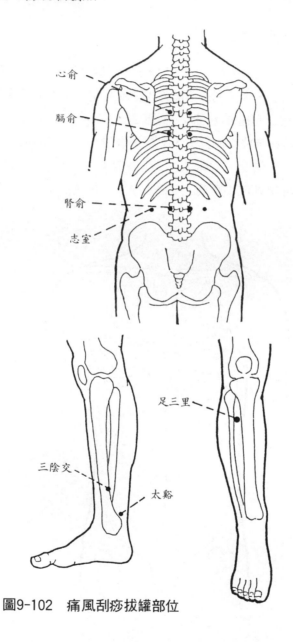

心俞

膈俞

腎俞

志室

足三里

三陰交

太谿

圖9-102　痛風刮痧拔罐部位

十三、神經

㈠神經機能障礙（圖9-103）

1.概說：神經方面症狀，最容易顯示在循環系統及消化系統上。

2.刮痧與部位：先檢查其慣發部位，在通過患部之經穴上刮痧，以制止疼痛而消炎腫，如有發熱則禁用艾灸，疼痛減退後加刮足三里、絕骨及腎俞、環跳、委中、陽陵泉、肩髃、曲池、合谷、大椎、百會、天柱、厥陰俞、三陰交、膻中、中脘、關元等穴，多刮數次，使不再復發。

3.拔罐與部位：大椎、足三里、三陰交。

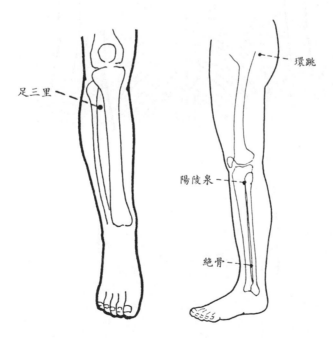

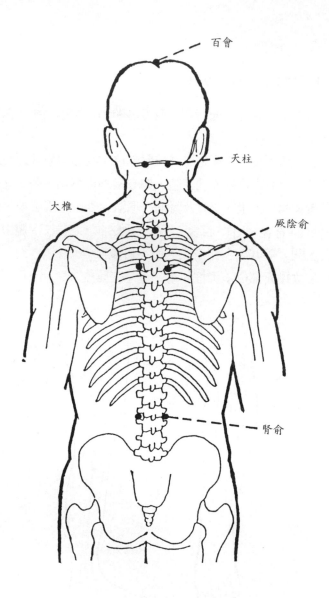

百會

天柱

大椎

厥陰俞

腎俞

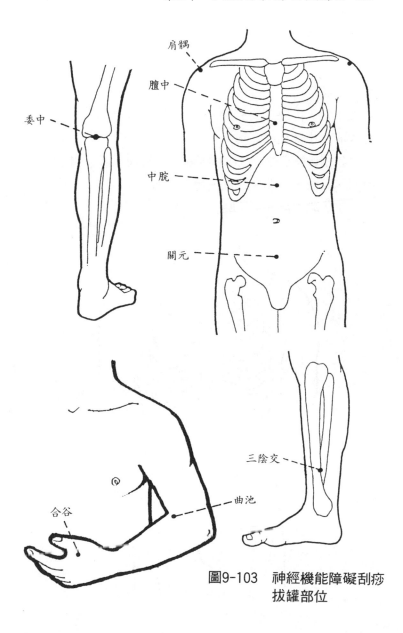

圖9-103　神經機能障礙刮痧
　　　　　拔罐部位

㈡顏面麻痺（圖9-104）

1.概說：臉部一側感覺麻痺，是由於從耳前到臉頰、上顎、下顎肌肉所分布的表情神經麻痺所致。在做過刮痧治療之後，每天仍要花約5分鐘，在鏡子前面練習各種表情，這樣才能收相輔相成之功效。

2.刮痧與部位：刮中脘、關元、腎俞、瞳子髎、攢竹、睛明、四白、下關、翳風、足三里各穴。

3.拔罐與部位：下關、足三里。

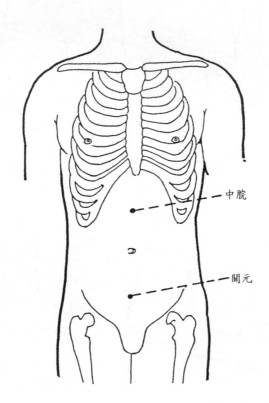

中脘

關元

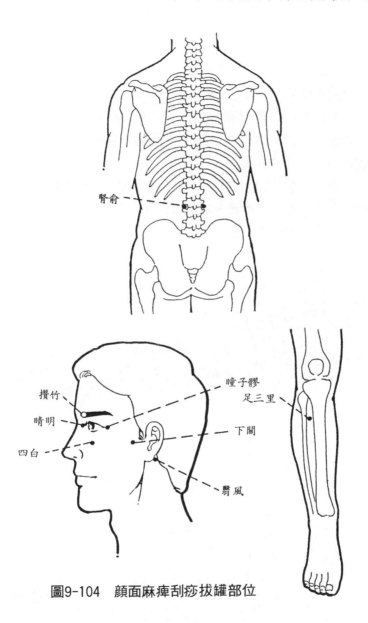

圖9-104　顏面麻痺刮痧拔罐部位

㈢臉部痙攣（圖9-105）

1.概說：當情緒不安時，臉部會因抽動而痙攣，在翳風穴刮拭最有療效。尤其是眼睛周圍痙攣時，就要在眼睛周圍的穴道刮拭。若是嘴巴周圍痙攣，除了翳風穴外，還要在四白、地倉、承漿等穴刮拭。若臉頰會抽動，在頰骨的顴髎穴做刮痧治療，也很有效。

2.刮痧與部位：翳風、絲竹空、瞳子髎、攢竹、睛明、顴髎、四白、地倉、承漿、足三里、合谷各穴。

3.拔罐與部位：足三里、合谷。

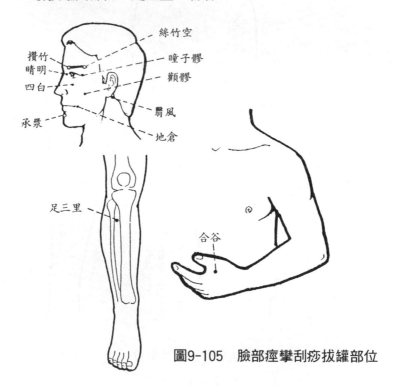

圖9-105　臉部痙攣刮痧拔罐部位

㈣三叉神經痛（圖9-106）

1.概說：感冒風寒為本病主要原因。多發於顏面之一側，又多限於三叉神經之一枝或兩枝，發作時突感劇痛，如鑽如刺，如裂如戳，甚至更可引起顏面肌肉反射痙攣。其痛點，在第一枝眼神經痛者，在眶上孔，古稱眉稜骨痛；第二枝上頜神經痛者，在眶下孔上列齒槽，古稱上牙痛，第三枝下頜神經痛者，在下齒槽，古稱下牙痛。

2.刮痧與部位：無論任何一枝神經痛，均先刮合谷、曲池兩穴；第一枝加刮頭維、攢竹、豐隆、申脈；第二枝加刮迎香、人中、禾髎、翳風、內庭；第三枝加刮頰車、地倉、天容、下關。

3.拔罐與部位：合谷。

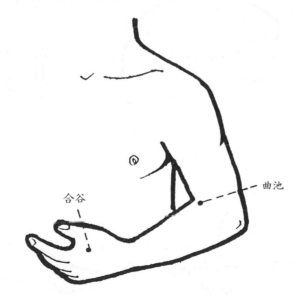

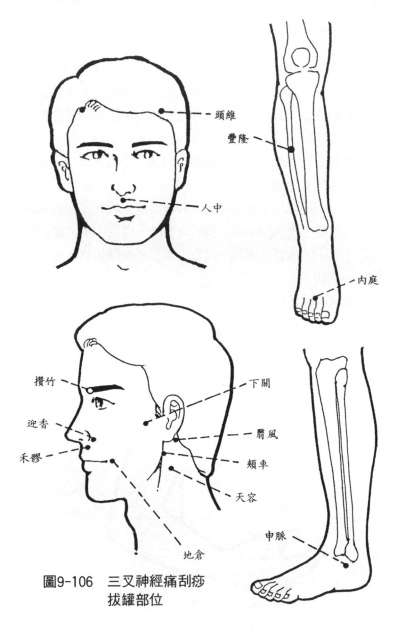

頭維

豐隆

人中

內庭

攢竹

迎香

禾髎

下關

翳風

頰車

天容

地倉

申脈

圖9-106　三叉神經痛刮痧
　　　　拔罐部位

㈤手臂神經痛（圖9-107）

　　1.概說：因寒冷、溼氣及老化現象導致脊椎、韌帶變形，而引起的神經痛，用刮痧治療最有效。

　　2.刮痧與部位：順次刮大椎、肩井、肩髃、天宗、腎俞、中府、臂臑、少海、尺澤、郄門、神門、曲池、陽谿、陽池。從小指頭到肘部，經過手掌中間至中指的疼痛，則要在手臂的少海、神門穴刮痧治療。

　　3.拔罐與部位：大椎、天宗、曲池。

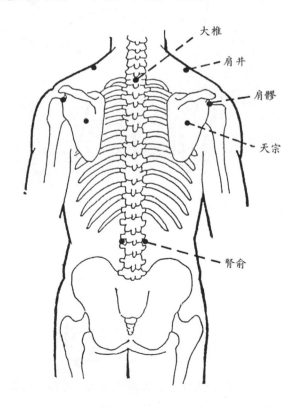

大椎

肩井

肩髃

天宗

腎俞

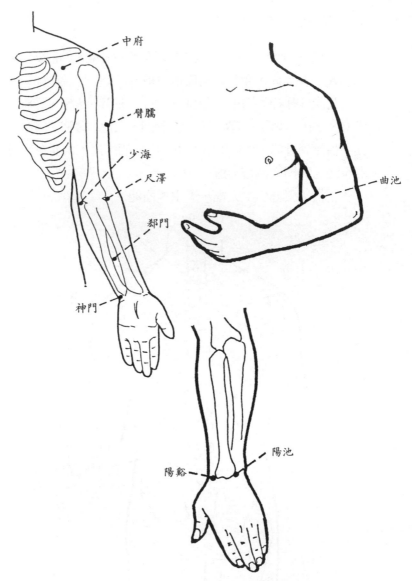

圖9-107　手臂神經痛刮痧拔罐部位

㈥尺骨神經麻痺（圖9-108）

1.概說：除外傷外，以感受風寒溼氣為主因。手臂不能向尺側屈曲，亦不能充分向掌側屈曲，小指完全不能屈曲，第三及第四指運動障礙。

2.刮痧與部位：刮大椎、肩井、少海、支正、養老、神門、腕骨、中渚、液門等穴。

3.拔罐與部位：大椎、少海。

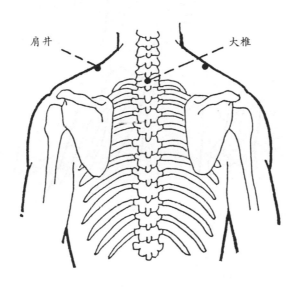

肩井　　　大椎

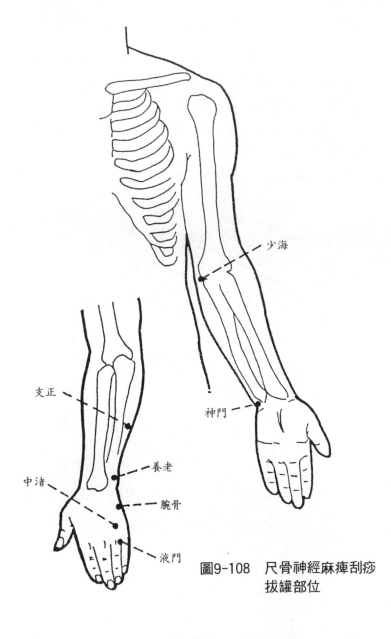

少海

支正

神門

中渚

養老

腕骨

液門

圖9-108　尺骨神經麻痺刮痧
　　　　　拔罐部位

㈦小腿抽筋（圖9-109）

　　1.概說：小腿肚肌肉乃由坐骨神經控制及運動；也就是神經機能有了異狀，所以才會痙攣。

　　2.刮痧與部位：刮大腸俞、膀胱俞、委中、承山、湧泉、太谿、崑崙等穴。

　　3.拔罐與部位：委中、承山。

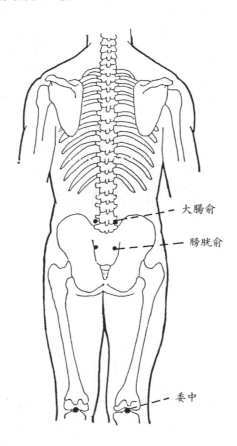

大腸俞

膀胱俞

委中

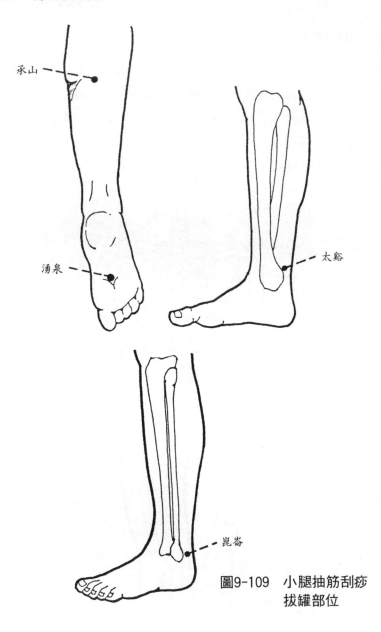

承山

湧泉

太谿

崑崙

圖9-109　小腿抽筋刮痧
拔罐部位

㈧**暈眩**（圖9-110）

1.概說：造成這種症狀的病因可分為兩類，一種是由於自律神經及荷爾蒙分泌失調，導致身體平衡障礙；另一種是患有高血壓或低血壓症，血液循環不順暢所致。疲勞、空腹，或因其他疾病引起頭暈及目眩。

2.刮痧與部位：刮頸椎、督脈、膀胱經俞穴、下肢內、外側等部位。

3.拔罐與部位：肝俞、大椎、陽陵泉。

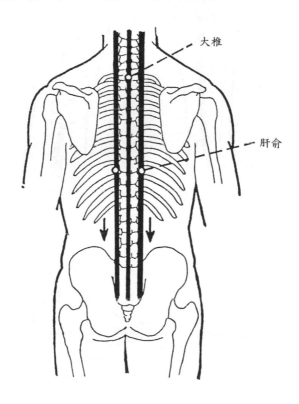

大椎

肝俞

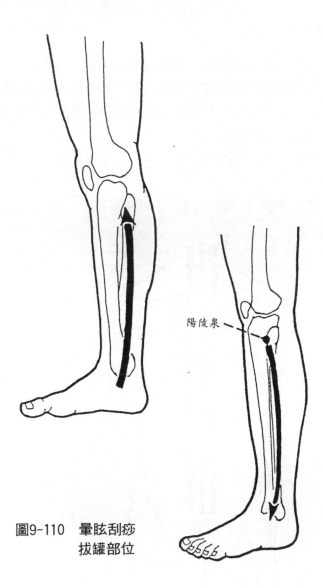

陽陵泉

圖9-110　暈眩刮痧
　　　　　拔罐部位

㈨**暈車暈船**（圖9-111）

　　1.概說：多半因心理上預存恐懼感或肝膽功能不佳，引起頭重、身體缺乏平衡感、嘔吐。

　　2.刮痧與部位：刮百會、天柱、翳風、中脘、肝俞、脾俞、築賓各穴。

　　3.拔罐與部位：中脘、肝俞。

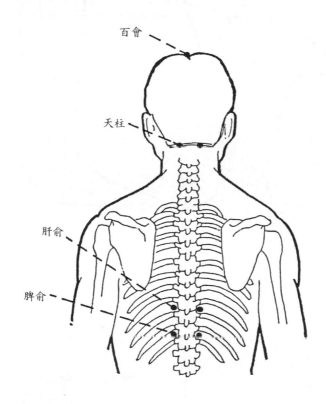

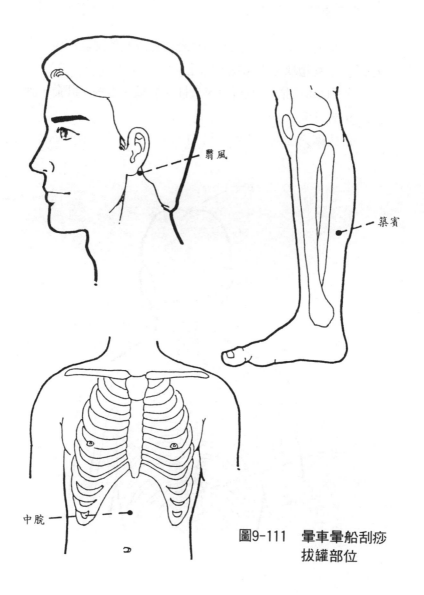

翳風

築賓

中脘

圖9-111　暈車暈船刮痧
　　　　　拔罐部位

㈩頭痛（圖9-112）

1.概說：頭痛在中國傳統醫學劃分為頭頂痛、偏頭痛、全頭痛、後頭痛等症。

2.刮痧與部位：當頭頂疼痛及整個頭痛時，輕刮百會、後頂穴。流鼻水時刮拭百會穴，偏頭痛刮曲差穴，耳朵周圍疼痛刮曲鬢穴，所有各種頭痛、頭重症要在天柱、風池穴作刮痧治療。如果頭痛波及肩膀痠痛時，要在肩井穴刮痧；如果感冒及下痢時，刮拭曲池穴。

3.拔罐與部位：大椎。

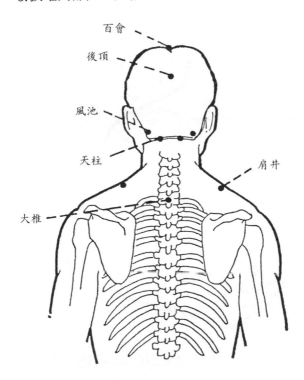

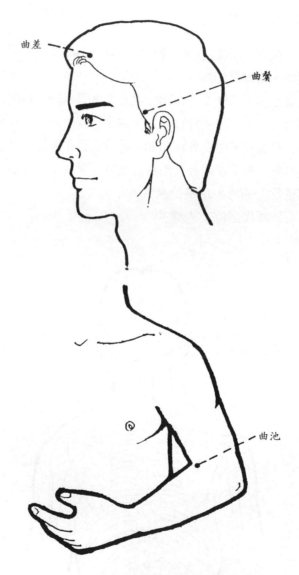

曲差

曲鬢

曲池

圖9-112　頭痛刮痧拔罐部位

㈢失眠（圖9-113）

　　1.概說：大部分睡不著的人，多會從心窩到左右腰腹不舒服，背部中間發硬和腳冷，頭也覺得昏昏沉沉。

　　2.刮痧與部位：只要從心窩到腰部及背部做刮痧治療，就會把睡眠不足與腳冷的不適感迅速消除，安然入睡。依次刮天柱、膈俞、肝俞、腎俞、湧泉、期門、關元各穴。

　　3.拔罐與部位：膈俞、腎俞。

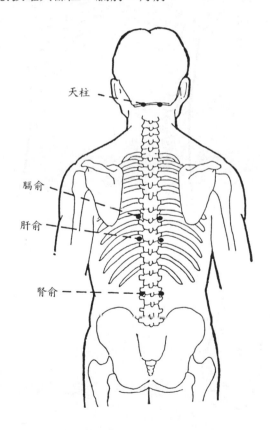

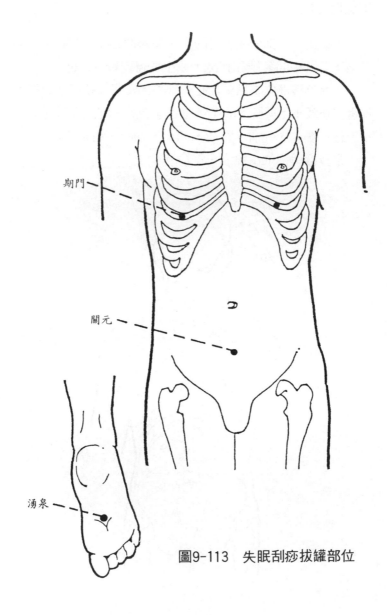

期門

關元

湧泉

圖9-113　失眠刮痧拔罐部位

㈓宿醉（圖9-114）

　　1.概說：「酒是百樂之長」，但是飲酒過量，就很可能引起酒精中毒；宿醉乃由飲酒使肝機能衰弱所引起。

　　2.刮痧與部位：刮天柱、膻中、中脘、陰交、合谷、足三里、心俞、肝俞、腎俞各穴。

　　3.拔罐與部位：肝俞、足三里。

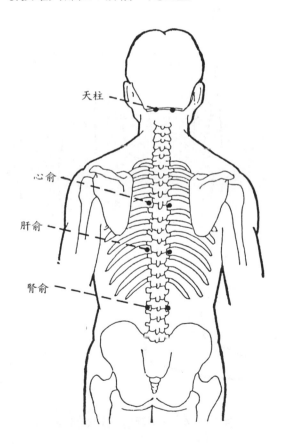

天柱

心俞

肝俞

腎俞

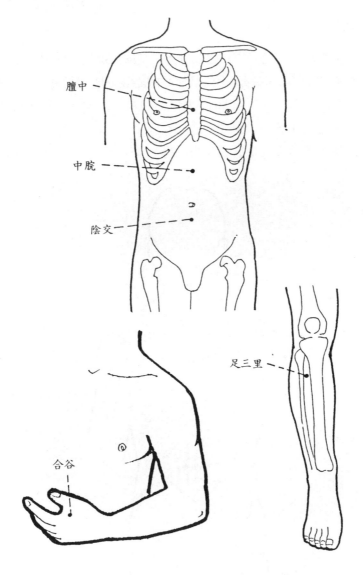

膻中

中脘

陰交

足三里

合谷

圖9-114　宿醉刮痧拔罐部位

十四、兒科

小兒夜哭（圖9-115）

　　1.概說：有些小孩會在夜晚無故哭鬧、發脾氣，民間傳統的對策是找人收驚。其實，此時不妨用刮痧療法較有效。唯刮痧時應注意，勿使幼兒的穴道受過度強力的刺激。

　　2.刮痧與部位：(1)由身柱輕刮至命門。(2)由天柱輕刮至腎俞。(3)再輕刮合谷、中府、中脘、三陰交等穴。

　　3.拔罐與部位：輕拔神闕。

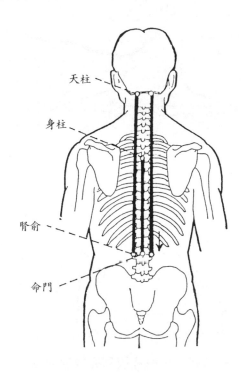

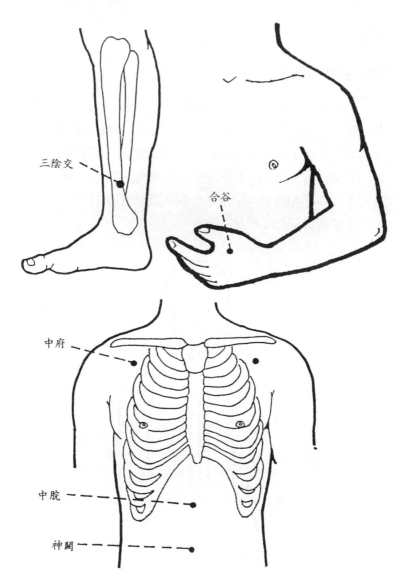

三陰交

合谷

中府

中脘

神闕

圖9-115　小兒夜哭刮痧拔罐部位

附錄：刮痧美容法

　　刮痧美容法為本人參照中醫針灸經絡、西方生理學、美容法暨刮痧法結合研究而成，經指導學生臨床刮痧，持之以恆，有很好的效果。其順序與方法如左：

㈠頭部刮痧美容法

　　有醒腦、黑髮、去頭痛的效果。

　　1.正中督脈由前向後，經百會至頸椎。（如圖1）

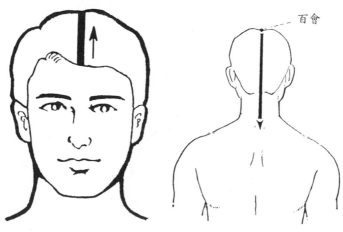

圖1

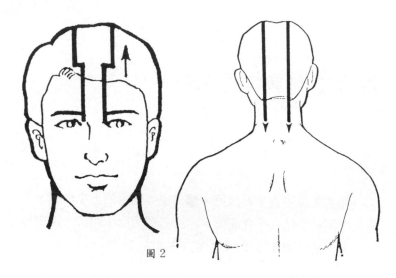

圖 2

2.兩側膀胱經，先左後右，由前向後。（如圖2）

3.偏頭由前髮際向後，至頸部向下刮，先左側後右側，此為中醫針灸經絡膽經與三焦經循行的路線。（如圖3）

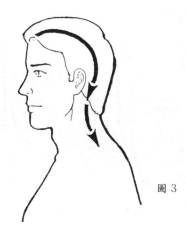

圖 3

㈡面部刮痧美容法

有美顏、去斑痘、皺紋的效果。（圖4）

1.開印堂：先左後右，由輕到重，約十餘次。

2.額部：向兩側刮，先左後右。

3.眉毛：先左後右，順眉稜骨（魚頭、魚腰、魚尾三穴加強點刺），向太陽穴一路刮去，對眼部疾病暨魚尾紋都有很好的療效。

4.眼部：以本會研製的刮痧板圓角部位，輕輕地由睛明穴向外刮拭，絕不可太用力，一般在刮拭十餘次後，張開眼睛，可感覺到單眼的視力及明亮度，較另眼有明顯的改善。先刮左眼再刮右眼。

5.頰部：先左後右，順著睛明穴及鼻樑根部，向下經過

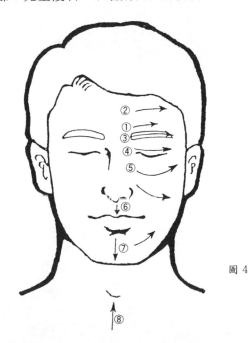

圖 4

顴髎穴，再斜上向腮部刮拭。

6.人中：由上往下，順水溝至兌端穴。

7.下巴：由下唇底部向下刮拭，或先由右向左，再由左向右，橫向刮拭均可。

8.項部：由下向上。

㈢注意事項

刮痧美容的要點在於持之以恆，每天不斷地刺激疏通經絡，而不在急功求利，一次大刮，來達到它的效果。所以每天早晚各刮一次，輕輕刮痧，讓刮痧部位皮膚，轉變成潤紅色即可，而不出痧。

保健叢書24
刮痧拔罐健康法

1993年6月初版　　　　　　　　　　　定價：新臺幣280元
2016年5月初版第二十九刷
有著作權·翻印必究
Printed in Taiwan.

著　者	吳	長	新
總 編 輯	胡	金	倫
總 經 理	羅	國	俊
發 行 人	林	載	爵

出　版　者　聯經出版事業股份有限公司
地　　　址　台北市基隆路一段180號4樓
台北聯經書房　台北市新生南路三段94號
　　　電話　(0 2) 2 3 6 2 0 3 0 8
台中分公司　台中市北區崇德路一段198號
暨門市電話　(0 4) 2 2 3 1 2 0 2 3
郵 政 劃 撥 帳 戶 第 0 1 0 0 5 5 9 - 3 號
郵 撥 電 話　(0 2) 2 3 6 2 0 3 0 8
印　刷　者　世和印製企業有限公司
總　經　銷　聯合發行股份有限公司
發　行　所　新北市新店區寶橋路235巷6弄6號2F
　　　電話　(0 2) 2 9 1 7 8 0 2 2

行政院新聞局出版事業登記證局版臺業字第0130號

國家圖書館出版品預行編目資料

刮痧拔罐健康法 / 吳長新著 .
  --初版 . --臺北市：聯經，1993年
  340面；14.8×21公分 . (保健叢書；24)
  ISBN　978-957-08-0860-5(平裝)
  ［2016年5月初版第二十九刷］

  1.刮痧

418.922　　　　　　　　　　81005683

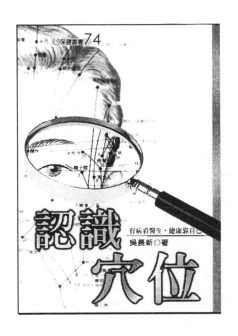

認識穴位

吳長新 著

　　「有病看醫生，健康靠自己」。每個人身上都滿布穴道，有特殊壓痛點，不通就痛，通就不痛。越痛越好是錯誤的觀念。

　　本書告訴讀者，每天只要花五分鐘，輕揉慢按、自我點穴，健康可以自己掌握！

請劃撥0100559-3　聯經出版公司

正確的病理按摩

吳長新　著

　　只按摩腳，是不夠的，手足並行，效果三倍。

　　對於手足病理按摩，如果還停留在過去足部病理按摩所說：「你的痛苦，就是我的快樂！」「越痛越好！」那麼您的觀念就落伍了！

　　作者秉持研究易理針灸、頭皮針、氣功、刮痧、拔罐等傳統醫學的心得，依據中醫針灸經穴原理，配合中國傳統的推拿手法，創造出較足部病理按摩更勝一籌的手足病理按摩。使傳統醫療保健法，符合現代人的需要，發揚古老智慧的精髓。

中國傳統保健法

吳長新 · 涂淑芳　著

　　中國傳統醫學以經穴脈絡和氣血為基本理論，發展出針、灸、砭、刮痧、拔罐等保健法。其中以手部按摩是個禁忌少，可以隨時隨地在不動聲色下進行，坐、臥、立、行皆可，對忙碌的現代人是最能持久且可行的健康法。

　　此外，本書相信每個人都可以學氣功、懂氣功，把「氣功生活化」，因此提供很多保健身體的「簡易氣功」。

　　「易行、實用、實效」是本書基本精神，也是每個人都可以「隨身攜帶」的自我保健工具書。

刮痧養生保健法

吳長新 · 涂淑芳 著

在中國傳統保健養生法中，有一項簡易實效且廣為人知的法寶，那就是「刮痧」。

本書將中國傳統醫學「經穴療法」結合「刮痧去瘀」的醫理，整理成人人辦得到的自我保健法，提供給20類不同生活形態和12種不同體質的現代人，做日常刮痧保健養生。

日常病痛的穴位自療

曾啟權 著

只要動一動自己的手指頭，去點按身上的一些部位，可以讓難纏的病痛馬上減輕甚至痊癒。這除非是親身經歷過或見過，不然一定認為是天方夜譚，不可能的事；可是事實卻是如此──「穴位療法」有神奇的療效。

本書所介紹的「穴位療法」是源自於我國的傳統醫療，它並非用來取代現代醫學的療法，而是藉著一種容易學習，不分時間、地點，而且經濟無副作用，可以隨時應用的方法，來輔助醫師的治療，幫助病痛痊癒。

曾啓權，中國醫藥學院畢業，具中西醫師資格，中華民國內科、家庭醫學科、風溼科、疼痛科及過敏免疫科專科。經常應邀為各大人壽保險公司做專題演講，文章屢見於《聯合報》、《民生報》、《常春月刊》等。